JUNIOR WISSEN

Der Mensch

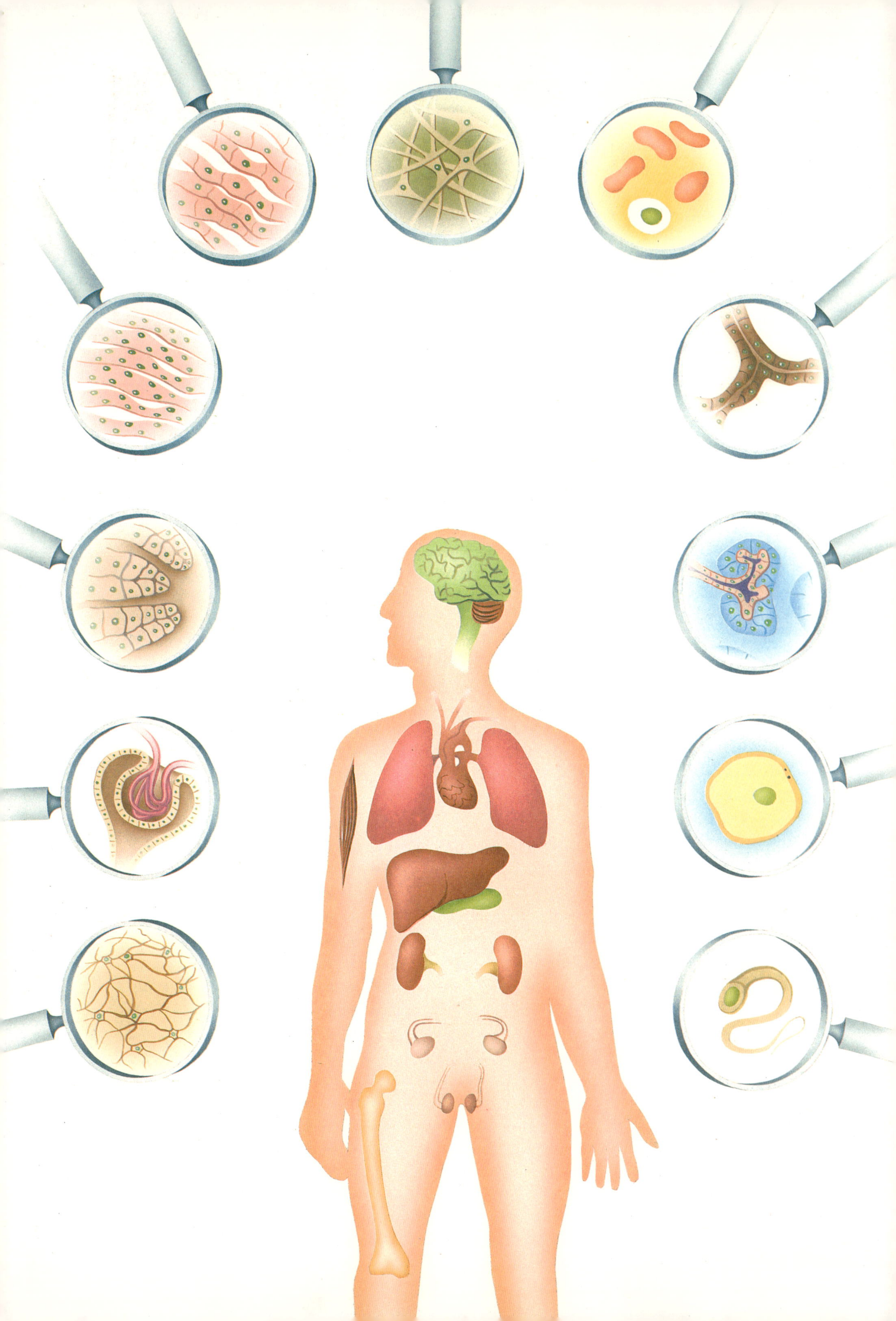

JUNIOR WISSEN

Der Mensch

Unipart Verlag • Stuttgart

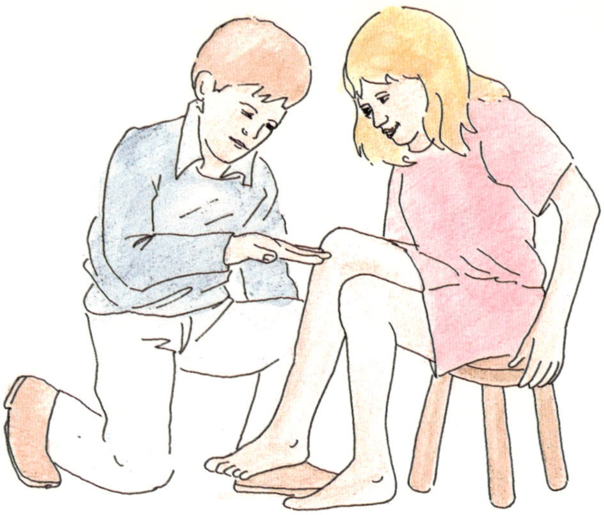

Inhalt

CIP-Kurztitelaufnahme der Deutschen Bibliothek

Susanne Ahrndt
Junior Wissen : Der Mensch
(Red. Leitung: Dieter Rex)
Remseck bei Stuttgart :
Unipart, 1992
ISBN 3 8122 3218 9

Zeichnungen: Hookline, Frank E. Clauss, München
Kornelia Riedl, München
Produktion: Dieter Rex, Verlagsproduktion, Utting a. Ammersee

Printed in Germany

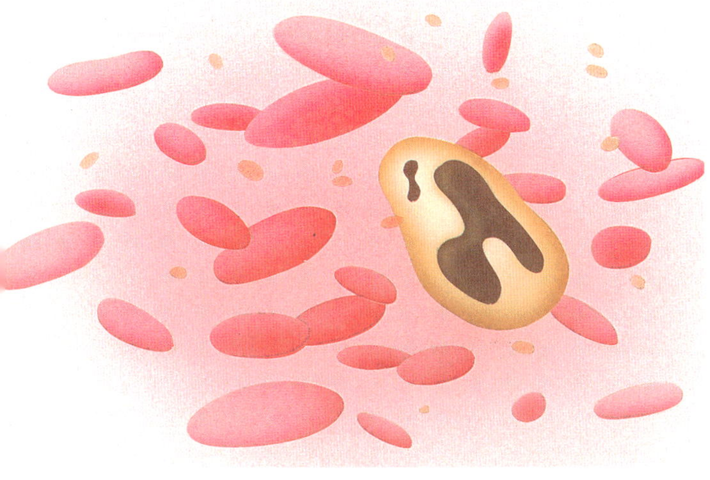

Einleitung

Der Körper des Menschen wird manchmal als Wunderwerk der Natur oder auch als Wundermaschine bezeichnet. Kein Wunder – denn zu überwältigend sind die ungezählten Vorgänge, die sinnvoll, harmonisch, stets zum rechten Moment und meistens gleichzeitig in uns ablaufen.
Dieses Buch will zu einer spannenden Reise durch unseren Körper einladen und einen Einblick in das faszinierende Geschehen, das sich täglich in unserem Inneren abspielt, ermöglichen.
Vor Beginn unserer Reise machen wir einen Abstecher in die graue Vorzeit. Wir werden sehen, daß Millionen von Jahren vergehen mußten, bis der Mensch sich zu dem, was er heute ist, entwickelt hat.

Vor 20000 Jahren lebten die Menschen in Höhlen. Sie kannten das feuer, nähten sich ihre Kleidung aus Tierfellen und stellten Werkzeuge aus Stein und Knochen her.

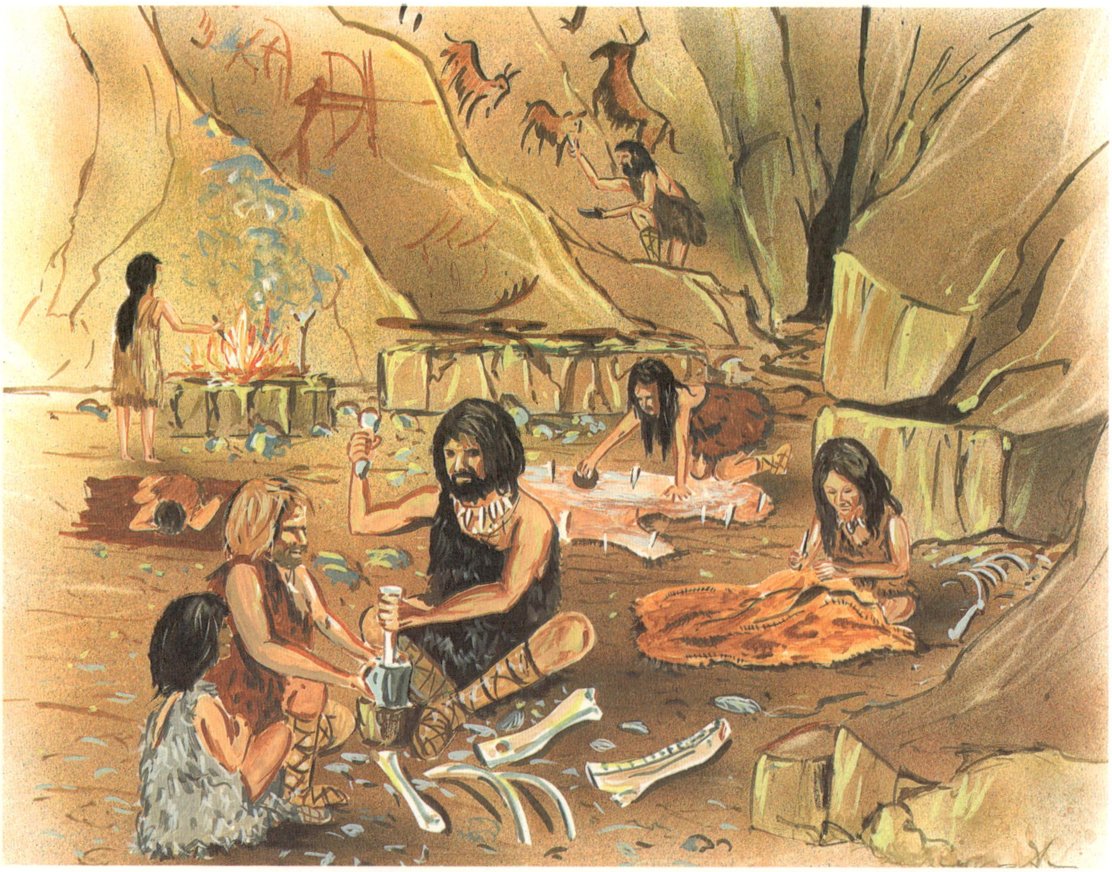

Damit wir uns im Wirrwarr von Nerven, Blutgefäßen, Muskeln oder Knochen nicht verirren, verschaffen wir uns zuerst noch einen Überblick. Aber dann geht die Reise los. Wir entdecken die kleinste Einheit unseres Körpers, die Zelle, in der sich das Leben abspielt. Danach machen wir Station beim Knochengerüst, das uns tragen und stützen muß sowie manche unserer Organe schützend einhüllt. Gelenke halten viele unserer Knochen beweglich zusammen. Doch erst die Muskeln sorgen dafür, daß wir uns auch bewegen können. Die Muskeln leisten Schwerarbeit. Deshalb müssen sie immer mit genügend Nahrung und Sauerstoff versorgt werden. Beides liefert das Blut, welches als universelles Transportmittel Stoffe und Wärme durch unseren Körper befördern kann. Wir erkunden die Transportbahnen des Blutes und werden im Zentrum des Systems auf einen unermüdlichen Muskel stoßen. Er ist das Herz, das unser Leben lang den roten Saft durch unsere Gefäße pumpt. Eine zentrale Rolle spielt die Aufnahme von Sauerstoff. Sie findet in den Lungen, die aus Millionen von winzigen Lungenbläschen bestehen, statt. Botenstoffe, die Hormone, steuern viele Funktionen, wie die Fortpflanzung, das Wachstum oder die Verdauung. Apropos Verdauen, bei der Reise unserer Nahrung vom Mund in den Magen und Darm erfahren wir, wie unser Körper Eßbares von Fleisch, Salat bis zu Süßigkeiten in seine Bestandteile zerlegt. Was überflüssig oder unbrauchbar ist, wird nach draußen befördert, entweder über den Darm oder über die Nieren. Natürlich besuchen wir auch das Nervenystem mit seinem Zentralcomputer, dem Gehirn. Die Augen, Ohren, die Nase, der Mund, aber auch die Haut melden dem Steuerzentrum ständig, was um uns herum vor sich geht.

Die Entstehung eines neuen kleinen Menschen ist immer wieder ein unglaubliches Wunder. Deshalb werden die eindrucksvollen und wundersamen Vorgänge rund um die Fortpflanzung die Entdeckungsreise durch unseren Körper beschließen.

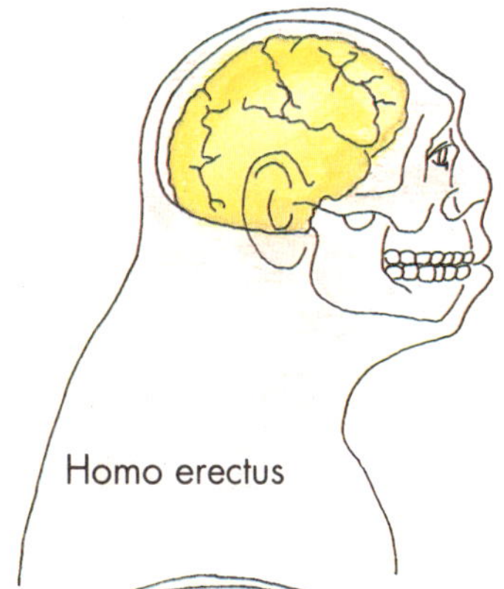

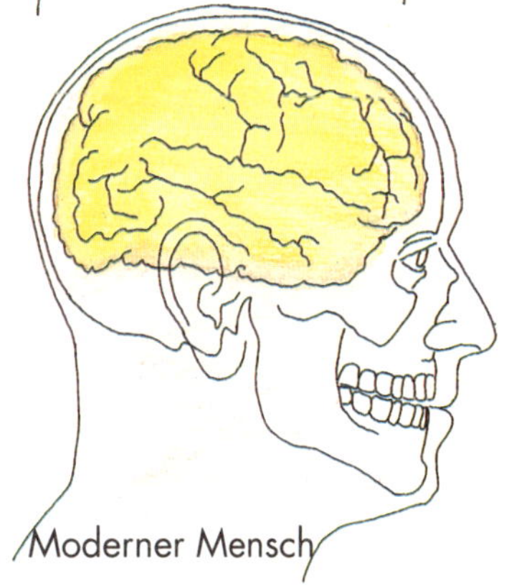

Der Homo erectus (vor 1,5 bis 0,1 Mio. Jahren) hatte anfangs ein Gehirn mit einem Volumen von 900 cm³ und später von 1100 cm³. Unser Gehirn heute hat im Durchschnitt ein Volumen von 1350 cm³.

Unten: Form und Aussehen unserer Organe hängt davon ab, welche Aufgabe sie erfüllen. Die Lungen atmen Luft ein und aus. Die Leber produziert Gallensaft. Der Darm verdaut die Nahrung. Mit der Speiseröhre gelangt sie in den Magen.

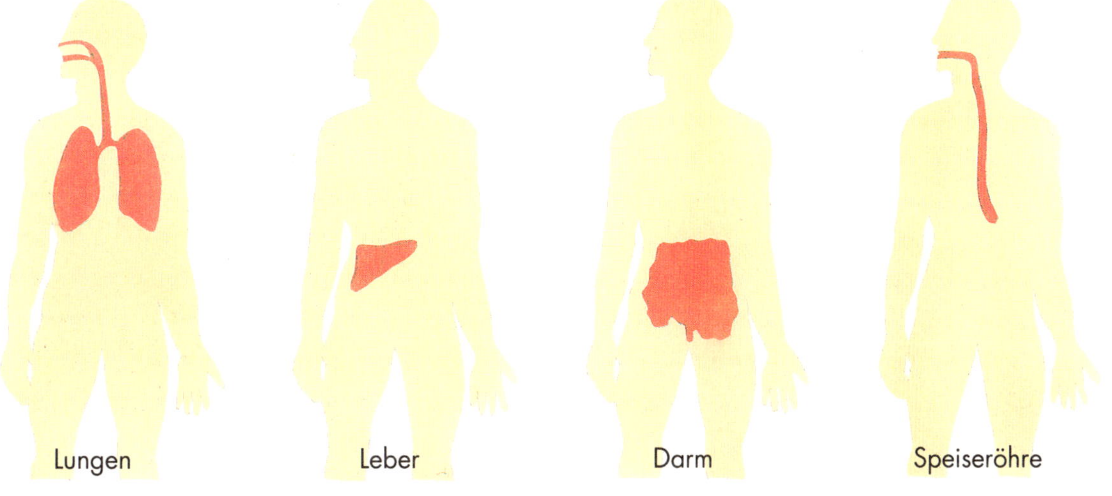

1. Die Entwicklung des Menschen

Vor rund 4600 Mio. Jahren ist unsere Erde entstanden. Damals war unsere Erdkugel ein riesiger, glühender Ball, auf dem so hohe Temperaturen herrschten, daß sich vorerst keinerlei Leben entwickeln konnte. Es vergingen viele Millionen von Jahren, ehe der Planet Erde abkühlte und Leben möglich wurde. Der Beginn des Lebens auf unserer Erde liegt im Ur-Meer. Mit Hilfe der Energie, die durch ständige Blitzentladungen auf der Erde frei wurde, entstanden im Meer die unterschiedlichsten chemischen Verbindungen. Irgendwann wurde eine chemische Substanz erzeugt, die in der Lage war, selbst Energie zu gewinnen und sich mit dieser Energie und anderen chemischen Verbindungen zu vermehren. Die erste lebende Zelle war geboren. Damit hat vor ungefähr 3500 Mio. Jahren das Leben begonnen. Die ersten Lebewesen waren einfach gebaut und ähnelten den Bakterien von heute. Erst nach und nach entwickelten sich Pflanzen, Tiere und schließlich auch der Mensch.
Die Entwicklungsgeschichte des Lebens geht sehr langsam in Jahrmillionen vor sich.

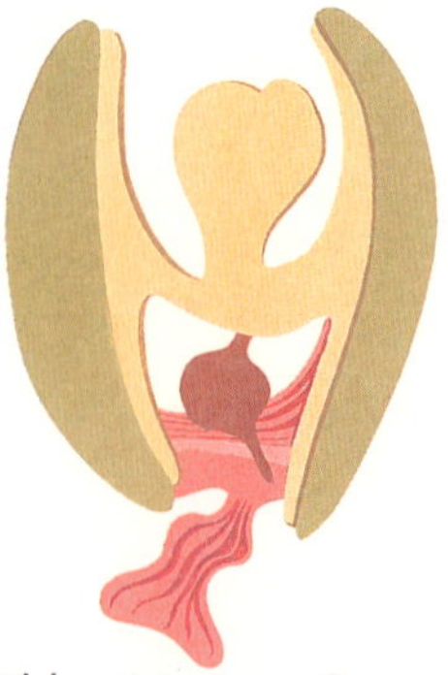

Das Bild zeigt einen Querschnitt durch eine Brachiapoden-Muschel – der am meisten verbreiteten Muschel während des Kambriums.

Vermutlich dauerte es über 1000 Mio. Jahre, bis sich die glühendheiße Erde abkühlte.

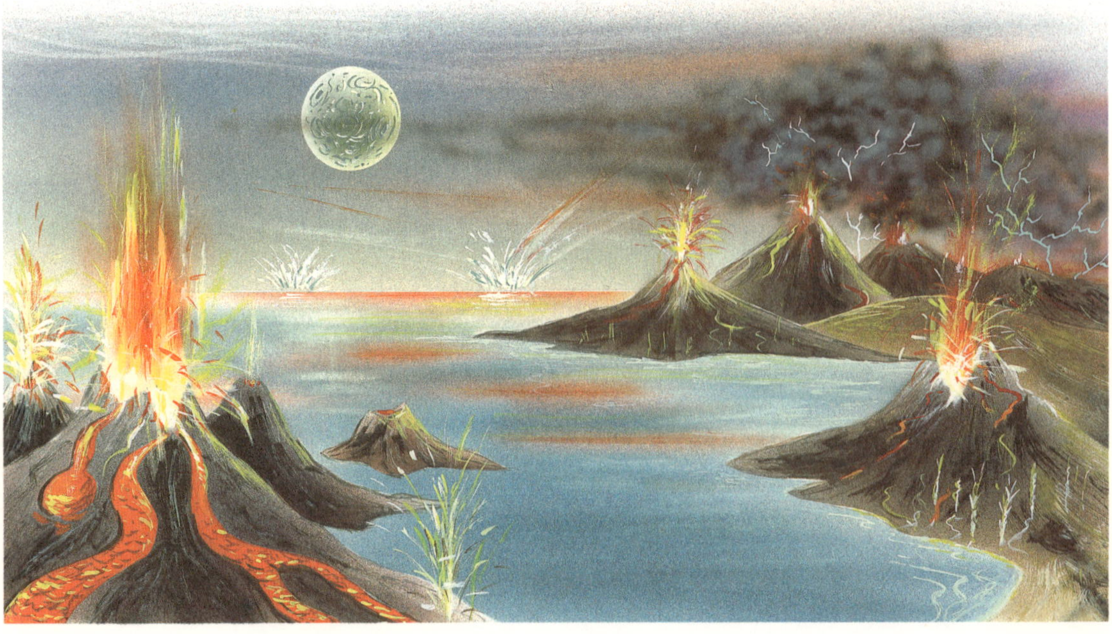

Periode		Millionen Jahre	Ära
Präkambrium	Das Leben beginnt im Meer Erste Algen, Würmer und Quallen	4600 3500 570	Präkambrium 4600 - 570
Kambrium	Erste Fische, Trilobiten, Korallen und Muscheln	570	Paläozoikum 570 – 245
Ordovizium	Erster Nautilus, Korallen und Trilobiten	505	
Silur	Große See-Skorpione, erste Landpflanzen	438	
Devon	Erste Amphibien, Insekten und Spinnen	408	
Karbon	Erste Reptilien, große Steinkohlewälder	360	
Perm	Erste Panzerlurche. Viele Land- und Meerestiere sterben aus	286	
Trias	Erste Dinosaurier, Säugetiere, Schildkröten und Frösche	245	Mesozoikum 245 – 65
Jura	Dinosaurier beherrschen das Land, erste Vögel erscheinen	208	
Kreide	Dinosaurier sterben aus, erste Schlangen	144	
Paleozän	Säugetiere breiten sich aus, erste Eulen, Mäuse und Igel	65	Känozoikum 65 – 0
Eozän	Erste Hunde, Katzen, Hasen, Elefanten und Pferde	58	
Oligozän	Erste Hirsche, Affen, Schweine und Nashörner	37	
Miozän	Neue Säugetiere erscheinen. Erste Mäuse, Ratten und Vögel	24	
Pliozän	Der Australopithecus erscheint. Erste Rinder und Schafe	5	
Pleistozän	Die Eiszeiten. Die Ersten Menschen treten auf	2	

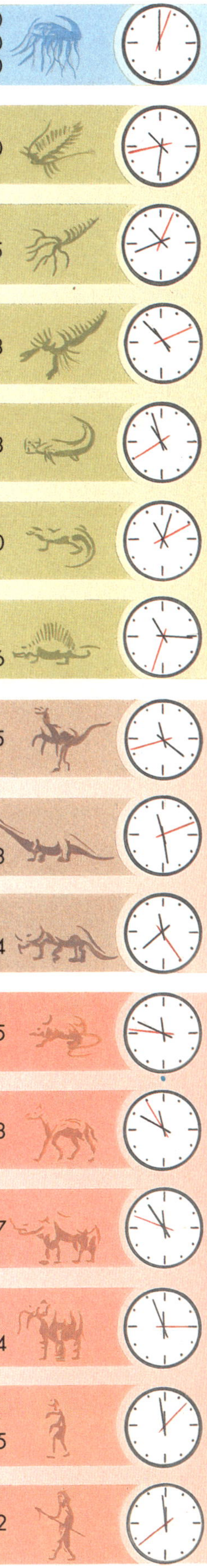

Die Geologen unterteilen die Erdgeschichte in verschiedene Zeiträume. Jede Periode entspricht einer Entwicklungsstufe. Die Uhr vergleicht den Ablauf der Erdgeschichte mit einem 12-Stunden-Tag.

Der Mensch im zoologischen System

Der Mensch hat erst eine stammesgeschichtliche Entwicklung von vielen Millionen von Jahren hinter sich bringen müssen, bis schließlich der Homo sapiens – der weise Mensch – die Weltbühne betrat. Ohne Zweifel ist der Mensch das am höchsten entwickelte Lebewesen auf dieser Erde. Manche sehen in ihm die Krönung der Schöpfung. Trotz seiner Sonderstellung kann er aufgrund seiner Abstammung ohne Schwierigkeiten in das zoologische System eingeordnet werden. Der Mensch ist ein Säugetier und gehört zur Ordnung der Primaten, der Herrentiere. Zu den Primaten zählen neben dem Menschen auch die Menschenaffen und Affen.

Worin liegt aber die Einzigartigkeit des Menschen? Wesentliche Merkmale sind seine aufrechte Körperhaltung und sein zweifüßiger Gang, schwache Behaarung des Körpers, die Spezialisierung seiner Hände zu geschickten Greifwerkzeugen. Jedoch in erster Linie unterscheidet sein hochentwickeltes Gehirn, vor allem das Großhirn den Men-

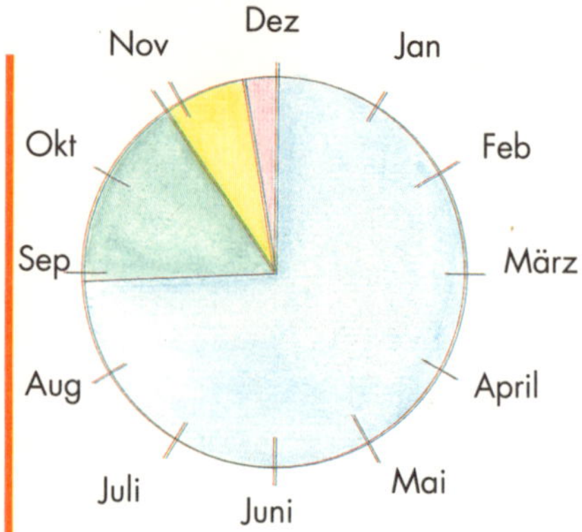

Man kann sich das Leben auf unserer Erde in einem Jahreskreis vorstellen. Dann beginnt das Leben im Meer im Monat September und das Leben auf dem Land im November. Die Säugetiere kommen im Dezember dazu und der Mensch sogar erst in der Nacht des 31. Dezember.

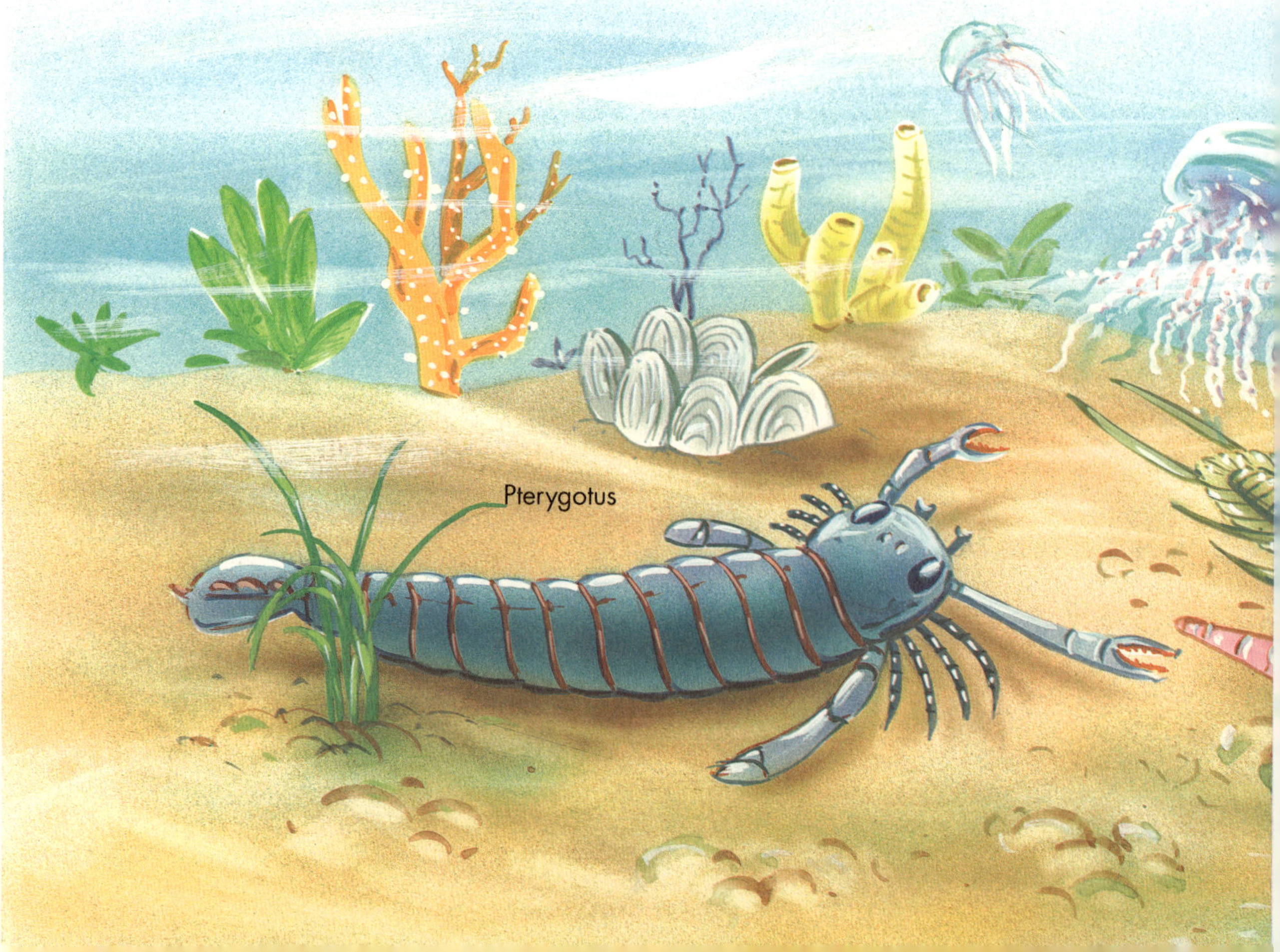

schen von allen anderen Lebewesen. Der Mensch verfügt über einzigartige geistige Fähigkeiten. Er kann denken und sprechen. Er ist wie kein anderes Geschöpf in der Lage, sich die Erde zu Nutze zu machen.
Allerdings trägt er auch die volle Verantwortung für sein Tun und Treiben und hat die Pflicht, seine Intelligenz dafür einzusetzen, die Erde als Lebensraum zu erhalten.

Die Ahnenreihe

Die Vorfahren der Menschen und die der Menschenaffen besitzen eine gemeinsame Wurzel. Von dieser zweigten spätestens im Miozän die Menschenartigen oder Hominiden ab.
Damit beginnt die Geschichte des Menschen. Am Beginn der Ahnenreihe steht der Ramapithecus, ein menschenähnlicher Affe, der vor etwa 15 Millionen Jahren in Ostafrika und Vorderindien lebte.
In Afrika tauchte etwa vor vier Millionen Jahren der Australopithecus auf, der bereits aufrecht ging und deshalb eindeutig zu den Hominiden gezählt wird.

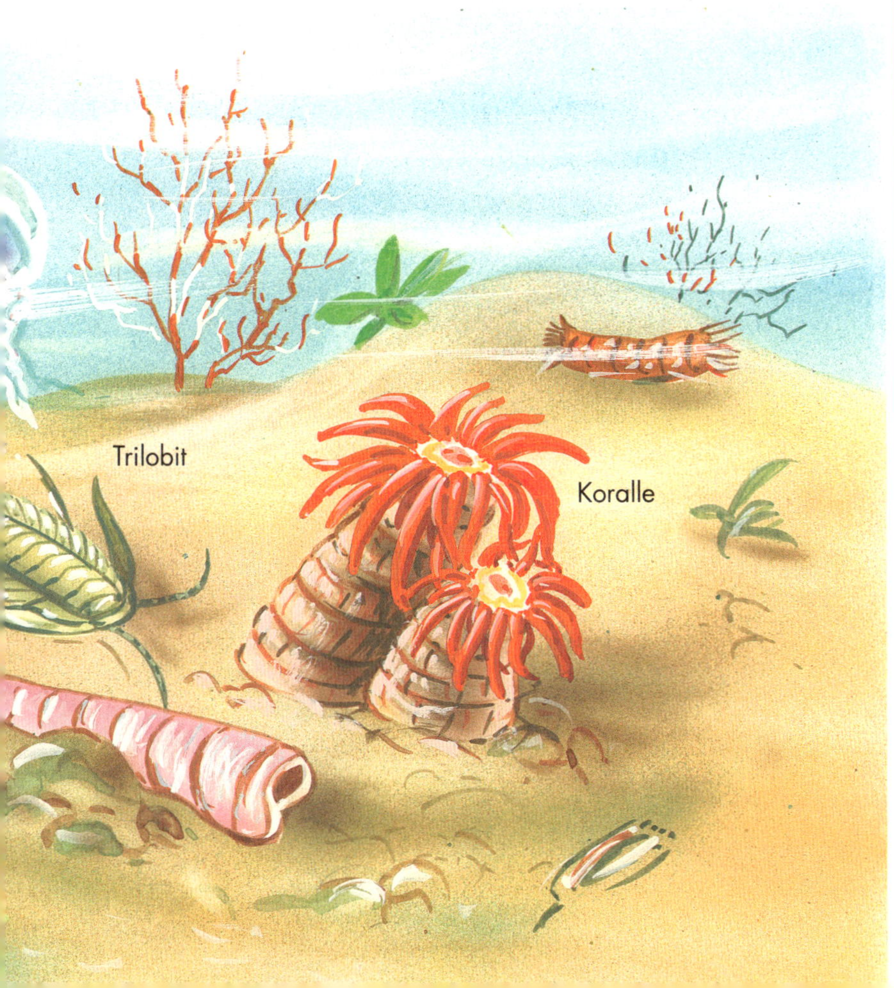

Das Bild zeigt das Leben im Korallenriff in den warmen Gewässern von Nordamerika und Europa im Silur (vor 438 bis 408 Millionen Jahren). Die buntgefärbten, formenreichen Korallen sind keine Pflanzen, sondern kleine Meerestiere, die in einem harten Außenskelett wohnen und meistens mit dem Untergrund fest verankert sind. Sie werden auch Blumentiere genannt und erschienen auf der Erde zum ersten Mal im Silur. Neben Hornkorallen, Korallenkolonien, Muscheln, Seerosen lebten auch riesige Seeskorpione im Korallenriff und jagten nach Beute, wie zum Beispiel der Pterygotus, der zwei Meter lang werden konnte.

Der älteste bekannte Urmensch ist der Australopithecus afarensis, zu dem auch »Lucy« gehört. Ihr Skelett ist 3,6 bis 3 Millionen Jahre alt und wurde erst 1976 in Äthiopien gefunden.
Vor rund einer Million von Jahren starb der Australopithecus aus. Aber aus seinem Kreis hat sich inzwischen die Stammlinie des »Homo« ausgebildet. Sie beginnt mit dem »Homo habilis«, der Mensch mit den Händen. Er betrat die Szene vor 2 Millionen Jahren. Dieser Frühmensch war etwa 1,30 m groß und hatte ein größeres Gehirn als der Australopithecus.
Der nächste Vertreter der Ahnenreihe ist der »Homo erectus«, der aufrechtgehende Mensch, der vor 1,5 Millionen Jahren auf der Weltbühne erschien. Er war in Südostasien, Afrika und Europa zu finden.
Erst vor 100 000 Jahren begann die Zeit des »Homo sapiens«, des »weisen« oder »verständigen« Menschen, zu dem wir heute gehören. Eine Seitenlinie im Stammbaum des »Homo sapiens« ist der Neandertaler, der vor 35 000 Jahren allerdings schon ausgestorben ist. Er hat seinen Namen vom Neandertal in der Nähe von Düsseldorf, wo man im Jahre 1857 die ersten fossilen Funde von Skeletteilen gemacht hat.

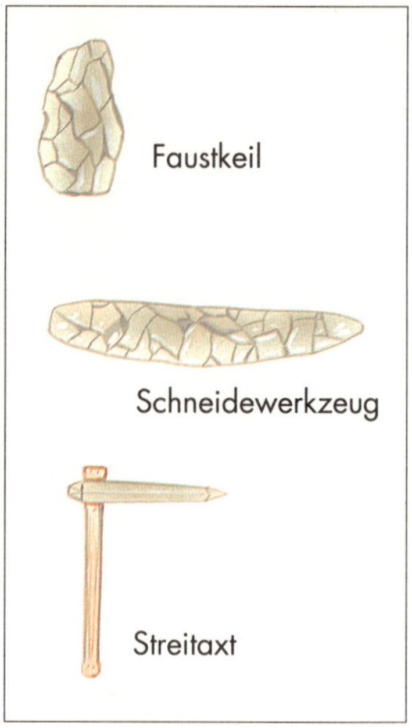

In der Steinzeit bauten die Menschen ihre Werkzeuge vor allem aus Stein.

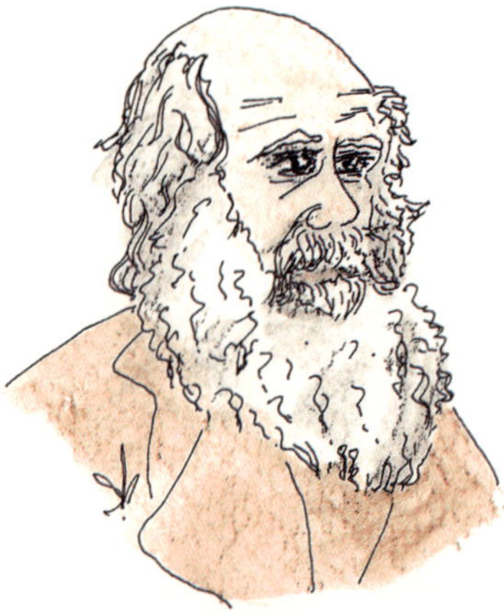

Charles Robert Darwin – Begründer der Selektionstheorie über die Entstehung der Arten

Charles Robert Darwin (1809 bis 1882)

Der britische Biologe Charles Darwin kehrte 1839 von einer mehrjährigen Weltreise mit dem Forschungsschiff »Beagle« nach England zurück. Er war tief beeindruckt von dem Reichtum der Pflanzen- und Tierwelt, aber auch von der Vielfalt der Fossilien aus vergangenen Zeiten.
Als Ergebnis seiner Reise begründete Darwin seine Evolutionstheorie über die Entstehung der Arten, die alle bisherigen Theorien über den Haufen warf. Charles Darwin war davon überzeugt, daß alle Pflanzen und Tiere von heute von denen aus der Vorzeit abstammen und sich im Laufe der Erdgeschichte verändert haben.
Nach seiner Meinung beruht die Evolution, gemeint ist damit die ständige Entwicklung der Lebewesen, auf der natürlichen Auslese oder Selektion. Nur diejenigen Lebewesen können am ehesten überleben, die sich am besten an die Umweltbedingungen anpassen. Die anderen sind zum Aussterben verurteilt. Auf diese Weise wird das ungünstige Erbmaterial selektiert oder ausgelesen.
1859 erschien Charles Darwins Werk »Von der Entstehung der Arten«. Unübersehbar war die Schlußfolgerung, daß auch der Mensch eine stammesgeschichtliche Entwicklung mit Selektion und Anpassung durchmachen mußte.
Für viele Menschen war es wohl damals und ist es sogar noch heute unerträglich, daß unsere Vorväter und -mütter vor Jahrmillionen Affen gewesen sein sollen.

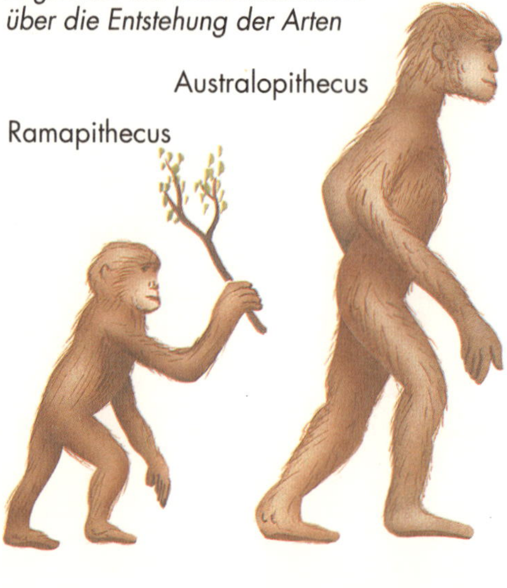

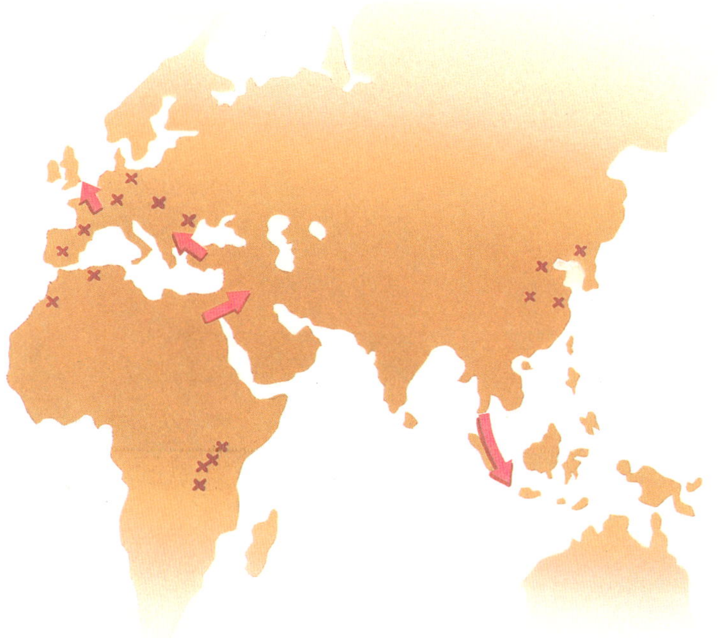

Die Menschen dieser Erde

Rund um den Erdball sind alle Menschen gleich gebaut. Und dennoch gibt es gewisse Unterschiede. Sie bestehen vor allem im äußeren Erscheinungsbild der Menschen. So wurden früher die Menschen nach ihrer Hautfarbe in Schwarze, Gelbe, Rote und Weiße eingeteilt. Heute untergliedern die Wissenschaftler die Menschheit in drei große Gruppen: die Europiden, die Mongoliden und die Negriden.

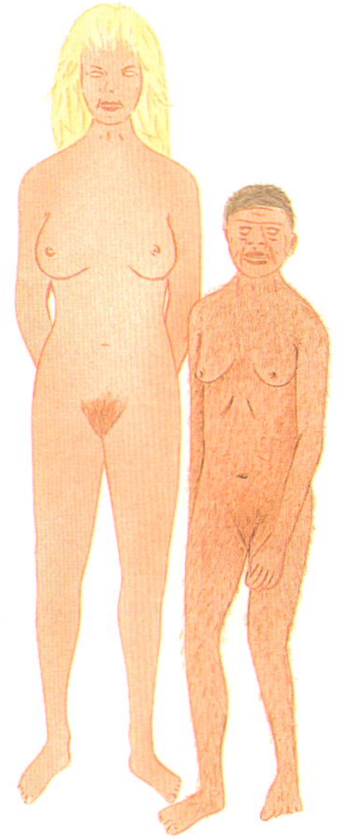

Lucy im Vergleich mit einer jungen Frau von heute. Lucy lebte vor 3,6 bis 3 Mio. Jahren. Ihr Skelett wurde 1976 in Äthiopien gefunden. Lucy gehörte zu den Australopithecus afarensis und war etwa 1,1 m groß.

Oben links: Einige Orte in Europa, Afrika und Südostasien, an denen man Überreste des Homo erectus finden konnte.

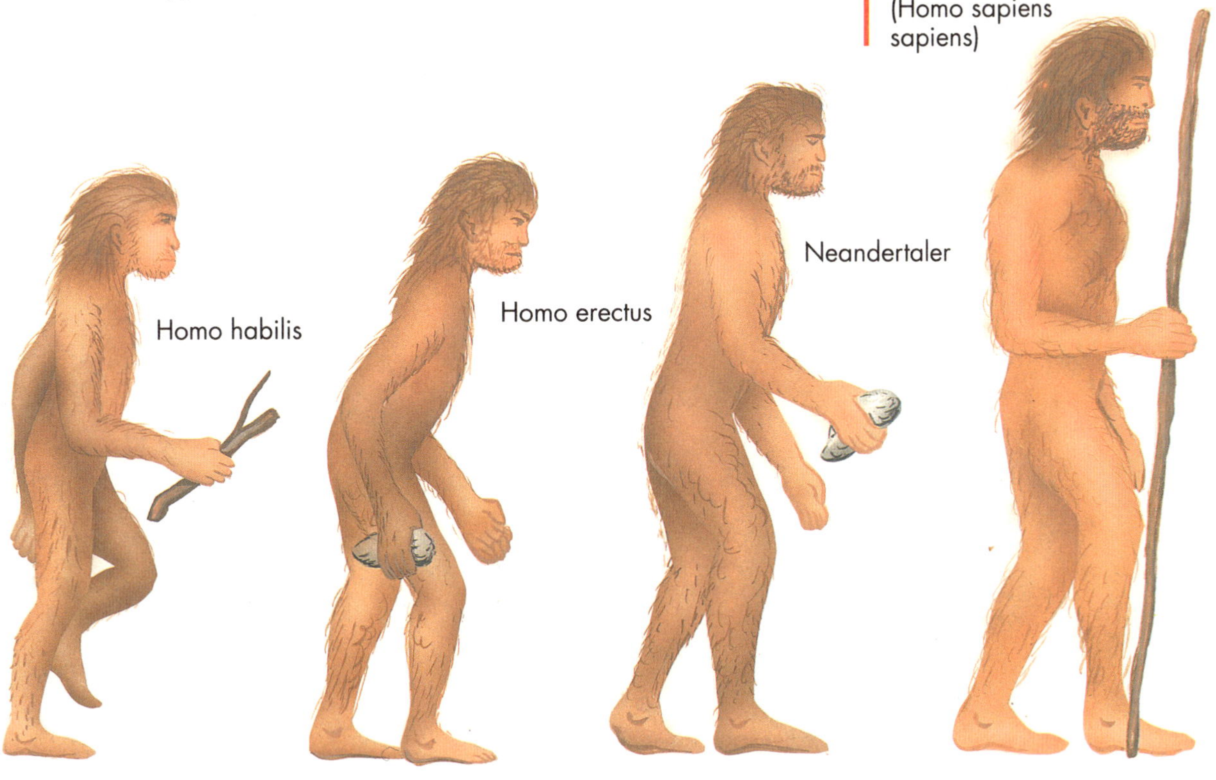

Heute erleben wir wieder eine Zeit, in der viele Menschen sich auf den Weg machen und eine neue Heimat suchen. Aber auch schon in früheren Zeiten, wie die Landkarte zeigt, wanderten die Menschen in die verschiedensten Teile der Erde.
Die Völker der Erde lebten niemals voneinander isoliert. Kriege, Handel, Kreuzzüge, Wanderzüge oder auch Entdeckungen ließen die Menschen zueinander finden.

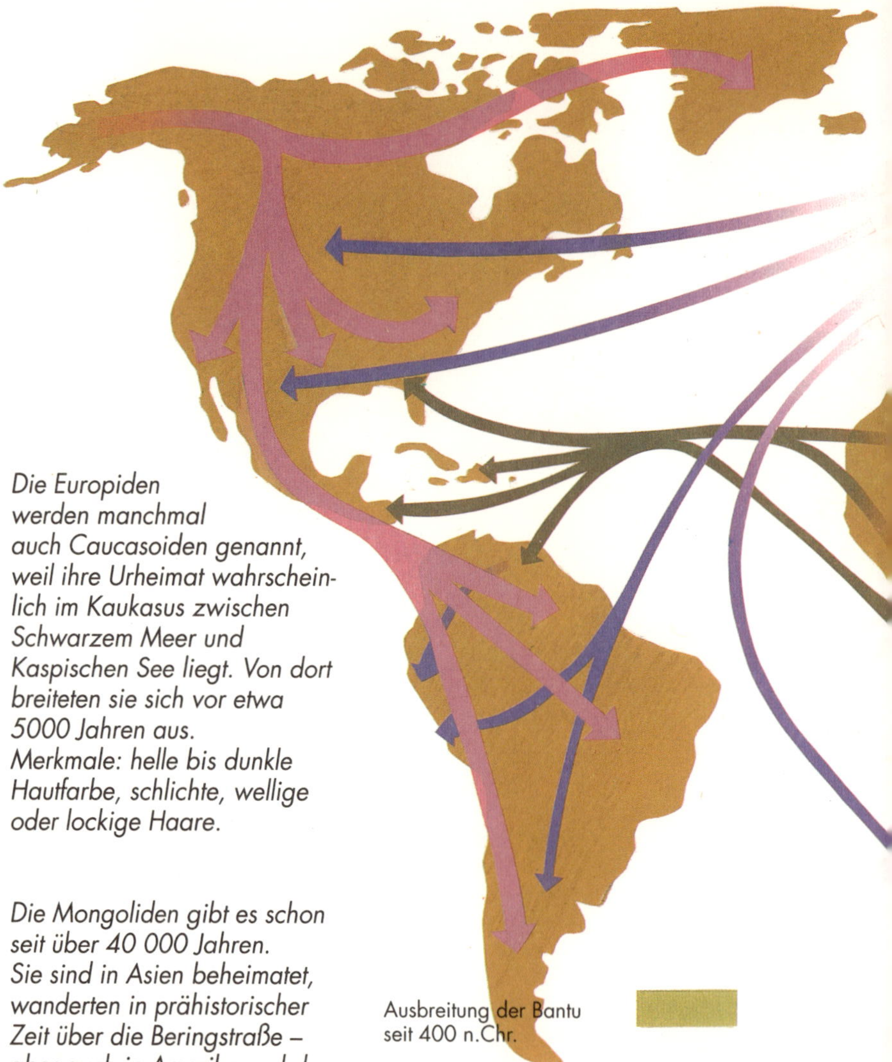

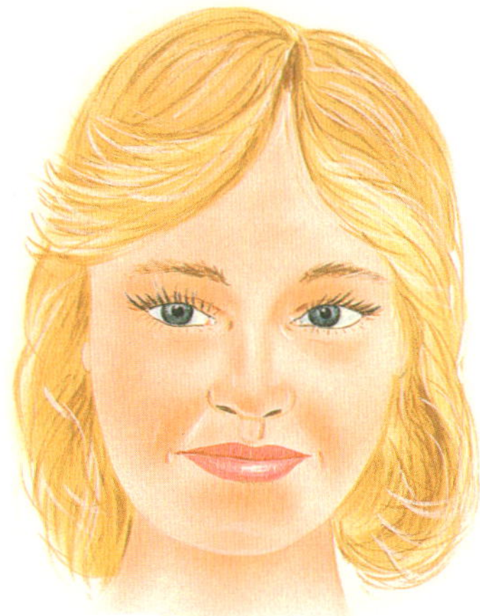

Die Europiden werden manchmal auch Caucasoiden genannt, weil ihre Urheimat wahrscheinlich im Kaukasus zwischen Schwarzem Meer und Kaspischen See liegt. Von dort breiteten sie sich vor etwa 5000 Jahren aus.
Merkmale: helle bis dunkle Hautfarbe, schlichte, wellige oder lockige Haare.

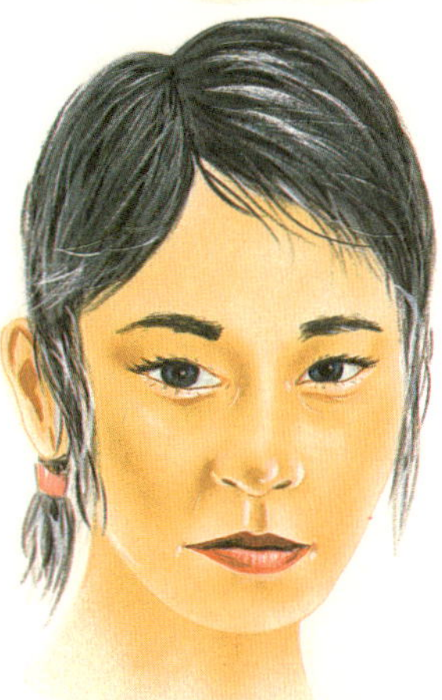

Die Mongoliden gibt es schon seit über 40 000 Jahren. Sie sind in Asien beheimatet, wanderten in prähistorischer Zeit über die Beringstraße – aber auch in Amerika und den Polynesischen Inseln – ein.
Merkmale: Gesicht und Nase flach, gelbliche Hautfarbe, schwarze, glatte Haare sowie die Mongolenfalte, eine Hautfalte des Oberlides, die die Augen »schlitzäugig« aussehen läßt.

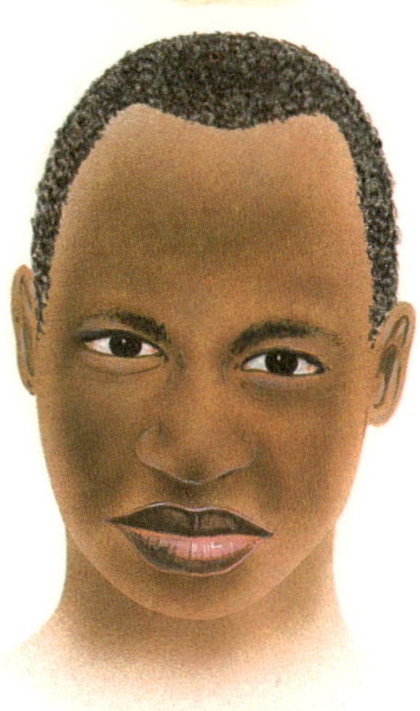

Südlich der Sahara in Schwarzafrika sind die Negriden beheimatet. Viele von ihnen leben heute auch in Amerika. Sie sind die Nachkommen von Afrikanern, die als Sklaven verschleppt worden waren.
Merkmale: extrem dunkle Haut, krauses, dunkles Kopfhaar, breite Nase, wulstige Lippen.

Ausbreitung der Bantu seit 400 n.Chr.

Ausbreitung der Araber seit 400 n.Chr.

Wanderung des Homo erectus, vor 1 Mio. bis 500 000 Jahren

Wanderung des Homo sapiens, vor 40 000 bis 10 000 Jahren

Wanderung des Homo habilis, vor über 1 Mio. Jahren

Sklaven-Deportation 1500 bis 1870 n.Chr.

Wanderung kaukasischer Volksstämme, 300 bis 500 v.Chr.

Kolonisation und Besiedlung durch Europäer seit 1500 n.Chr.

Polynesische Wanderung 400 bis 850 n.Chr.

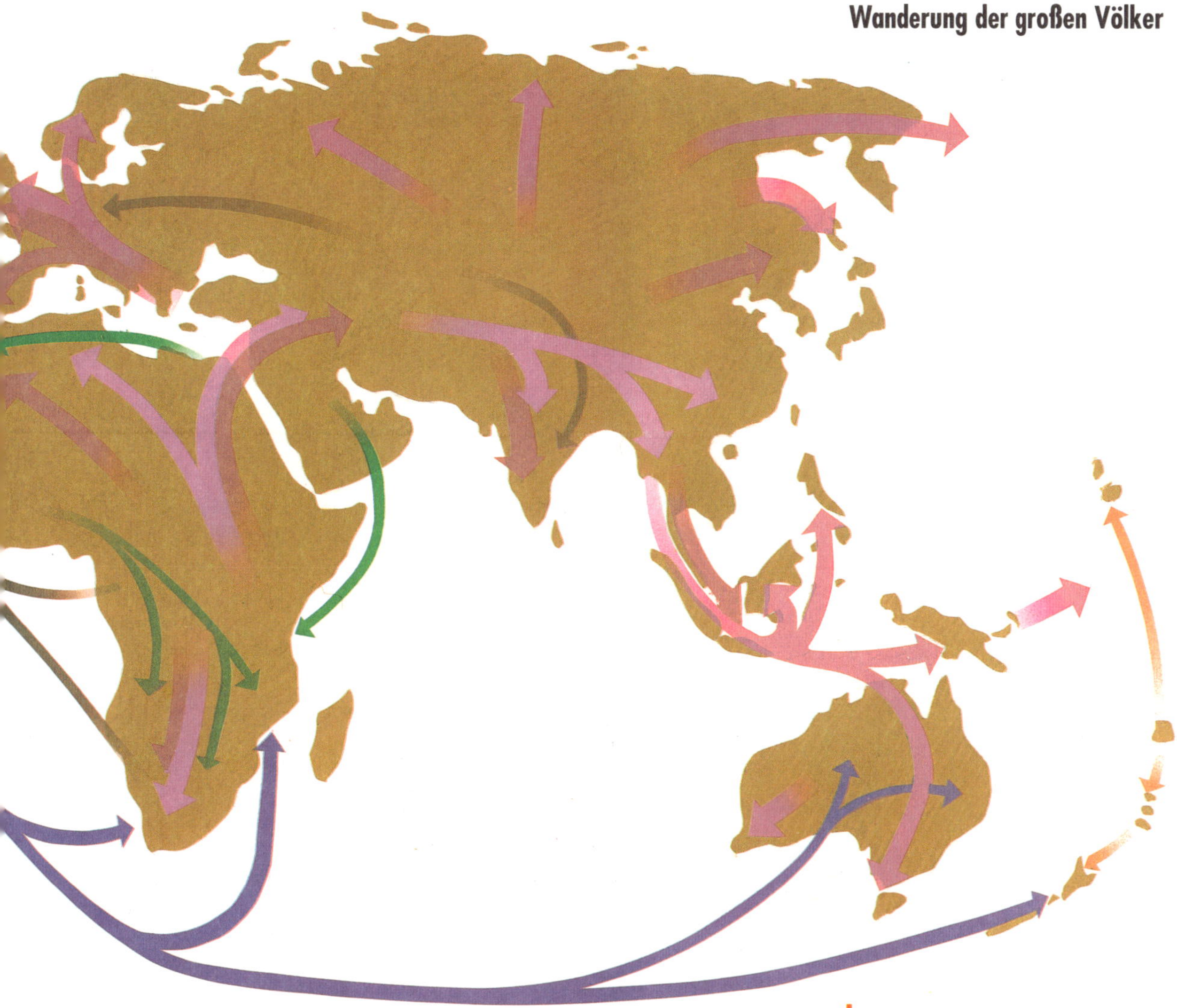

Es gibt jedoch keine grundlegenden Unterschiede zwischen den verschiedenen Menschenrassen. Bei ihren vielen Wanderungen über den Planeten Erde vermischten sich natürlich die Menschen miteinander, so daß man heute ohnehin nicht mehr von »reinen Rassen« sprechen kann.

Aufgrund von unterschiedlichen Lebensbedingungen in den verschiedenen Teilen der Erde entwickelten sich die Menschen auseinander. Denn sie mußten sich, um Überleben zu können, jeweils den Anforderungen der Umwelt anpassen. So ist zum Beispiel in den sonnigen, heißen subtropischen und tropischen Klimazonen unserer Erde eine dunkle Pigmentierung der Haut lebenswichtig, um sich vor zu starkem Sonnenlicht zu schützen. In den sonnenärmeren, kühleren Bereichen auf der nördlichen Halbkugel war eine hellere Hautfarbe erforderlich. In der Haut wird mit Hilfe des Sonnenlichts Vitamin D, das für die Bildung der Knochen wichtig ist, gebildet. Das heißt, die Haut muß eher lichtdurchlässig sein. Der natürliche Sonnenschutz war in diesen Gebieten eher schädlich als nützlich.

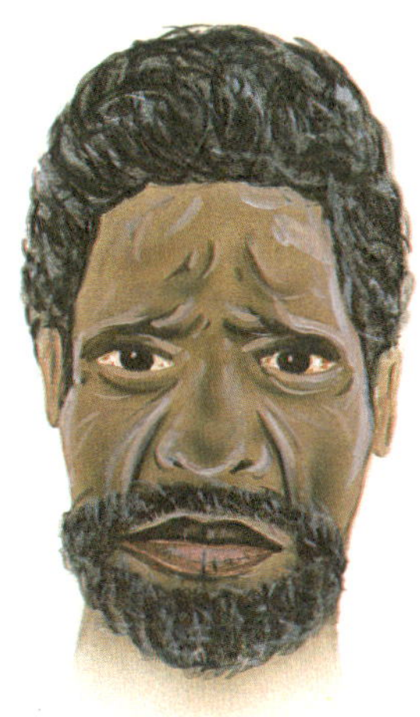

Die Australiden stammen von der Gruppe der Mongoliden ab, die vor 400 Jahren Australien besiedelten.
Merkmale: dunkelbraune Haut, Augen und Haare, starke Lippen, breite und kurze Nase.

2. Unser Körper auf einen Blick

Tag für Tag machen wir viele Dinge, die für uns selbstverständlich sind, wie Essen, Atmen, Nachdenken, Bewegen, Ausruhen oder Schlafen. Zahlreiche Vorgänge laufen dabei völlig unbemerkt und reibungslos in unserem Inneren ab. Eine wohldurchdachte Arbeitsteilung macht's möglich. Denn wie eine große, gut organisierte Fabrik besteht der menschliche Körper aus verschiedenen Abteilungen. Sie bewältigen bestimmte Aufgaben, arbeiten aber auch untereinander eng zusammen. Im Körper heißen diese Abteilungen Systeme. Sie alle sind bei Männern und Frauen identisch gebaut mit Ausnahme des Fortpflanzungssystems.

Die Knochen stützen unseren Körper, die Gelenke machen ihn beweglich. Doch für alle Bewegungen brauchen wir die Muskeln. Das Herz pumpt ständig das Blut durch unseren Körper. Das Lymphsystem ist wichtig für die Abwehr von Krankheitserregern. Das Verdauungssystem zerlegt die Nahrung in ihre Bestandteile. Das Nervensystem übermittelt Nachrichten.

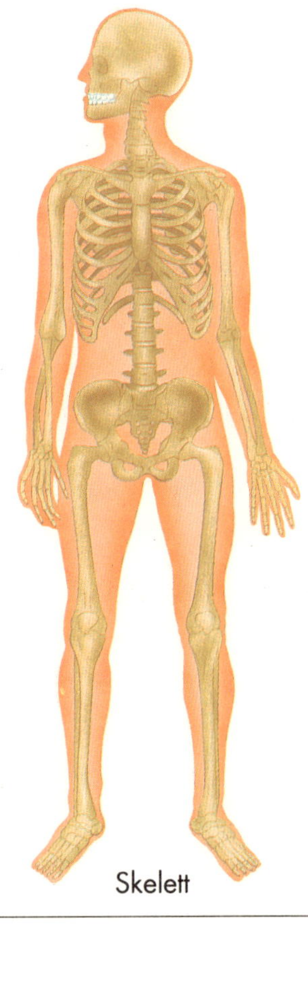

Skelett

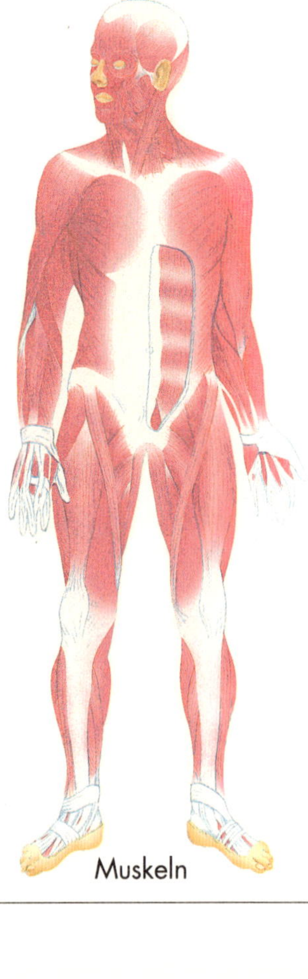

Muskeln

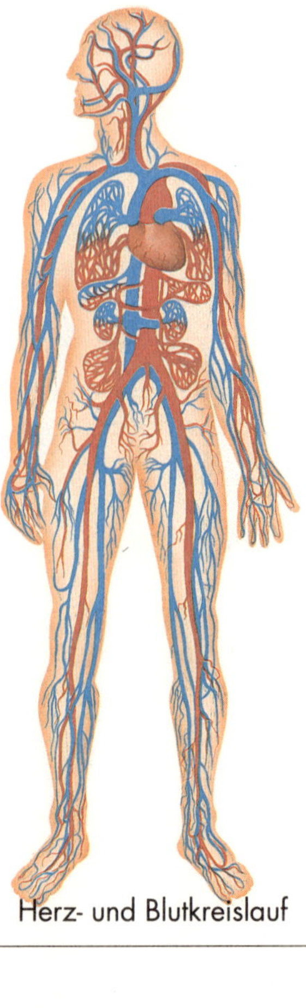

Herz- und Blutkreislauf

Unser Körper:

Unsere Haare wachsen pro Monat etwa 1 cm. Kopfhaare haben eine Lebensdauer von 2 – 6 Jahren, Wimpern von nur 3 – 6 Monaten.

Die Zahl der Körperzellen wird auf rund 10 Billionen geschätzt.

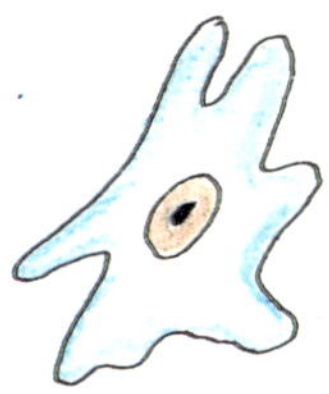

Das größte Organ des Menschen ist die Haut mit einer Oberfläche von nahezu zwei Quadratmetern.

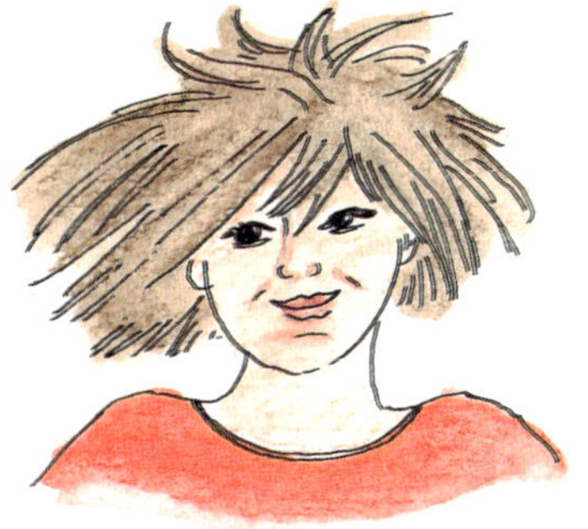

Unser Körper besitzt etwa 200 Einzelknochen, über 400 Muskeln, 200 Milliarden Nervenzellen.

Der Wassergehalt des ganzen Körpers beträgt im Durchschnitt 60 %. Maßgebend sind individuelle Unterschiede, Alter und Geschlecht.

Vom Körpergewicht entfallen auf die Muskeln über 40 %, auf die Knochen 10 %, auf das Blut 8 %, auf die Haut 5 %, auf das Gehirn 2 %.

Bei normaler Atmung machen Kinder bis zum 10. Lebensjahr pro Minute 20 bis 25 Atemzüge, Erwachsene nur 6 bis 20.

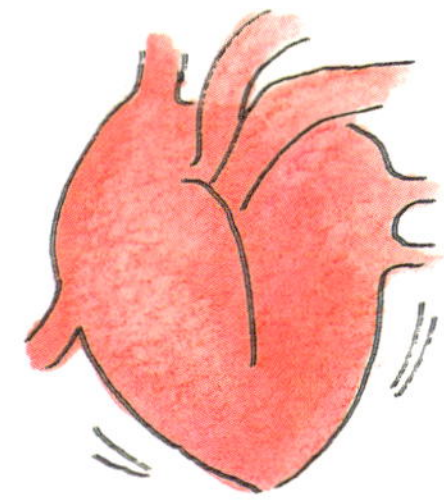

Unser Herz schlägt im Durchschnitt 70mal pro Minute und pumpt an einem einzigen Tag 7 200 Liter Blut durch unseren Körper.

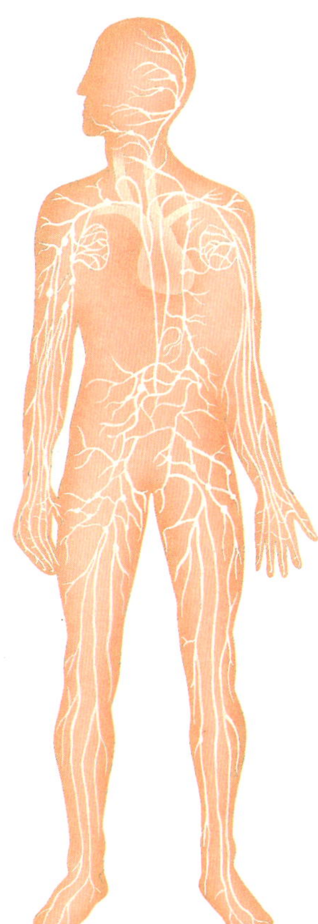

Lymphsystem

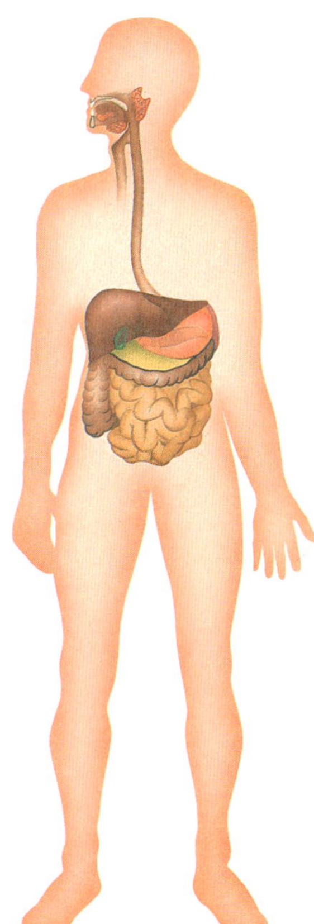

Verdauungssystem

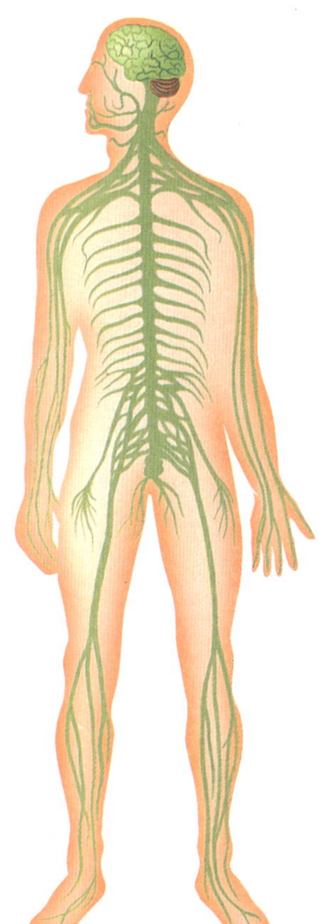

Nervensystem

3. Die Zelle

Die kleinsten Baueinheiten unseres Körpers sind die Zellen. Ihre Anzahl wird auf 10 Billionen, das sind 10^{13}, geschätzt. Wollte man sie zählen, würde es 300 Millionen Jahre dauern. Zellen sind fähig, sämtliche Funktionen unseres Körpers zu erfüllen und werden daher auch als die Träger des Lebens bezeichnet. Zellen nehmen Stoffe auf und wandeln diese in andere um, gewinnen Energie und stellen sowohl zum Eigenbedarf als auch für den gesamten Organismus wichtige Substanzen her. Zellen können wachsen. Ab einer bestimmten Größe teilen sie sich, und es entstehen neue Zellen. Durch Zellteilung geben sie ihre Eigenschaften an die sogenannten Tochterzellen weiter.

Bauplan der Zelle

Unsere heutigen Kenntnisse über die Architektur der Zelle verdanken wir dem Elektronenmikroskop, das bis 200 000fach vergrößert und winzigste Details preisgibt. Jede Zelle enthält einen Zellkern (Nukleus), der vom Zellleib (Zytoplasma) durch eine doppelwandige Kernmembran abgegrenzt ist. Die äußere Zellmembran, das Plasmalemma, trennt die Zelle von ihrer Umgebung ab.
Alle Körperzellen sind, »dem Bauplan der Zelle« folgend, relativ ähnlich aufgebaut und organisiert. Eine Ausnahme macht das rote Blutkörperchen, das weder Zellkern noch Zellorganellen besitzt.

Die genetischen Informationen, die Erbanlagen, sind im Zellkern in den Chromosomen gespeichert. Sie werden vor der Zellteilung verdoppelt und dann zu genau gleichen Teilen an die beiden neuen Zellen, die Tochterzellen, weitergegeben. Mitose wird die Verdoppelung der Zellen genannt. Sie geht in fünf Schritten vor sich:
*In der Prophase (**1**) sind die Chromosomen bereits verdoppelt und als Knäuel sichtbar. Die Kernhülle löst sich auf.*
*In der Metaphase (**2**) ordnen sich die Chromosomenpaare sternförmig an.*
*In der Anaphase (**3**) werden die Hälften zu den jeweils entgegengesetzten Zellpolen gezogen.*
*In der späten Anaphase (**4**) beginnt die Einschnürung der Zelle.*
*In der Telophase (**5**) sind zwei Tochterzellen mit je einem Zellkern entstanden.*

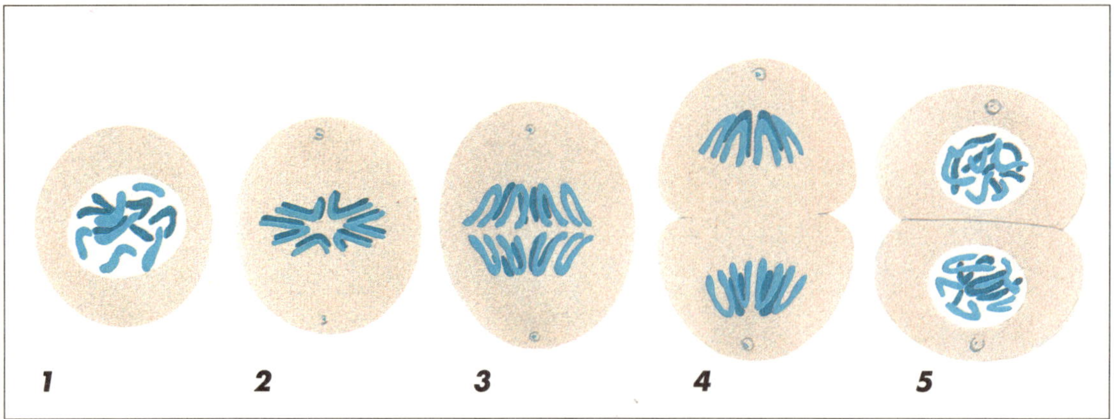

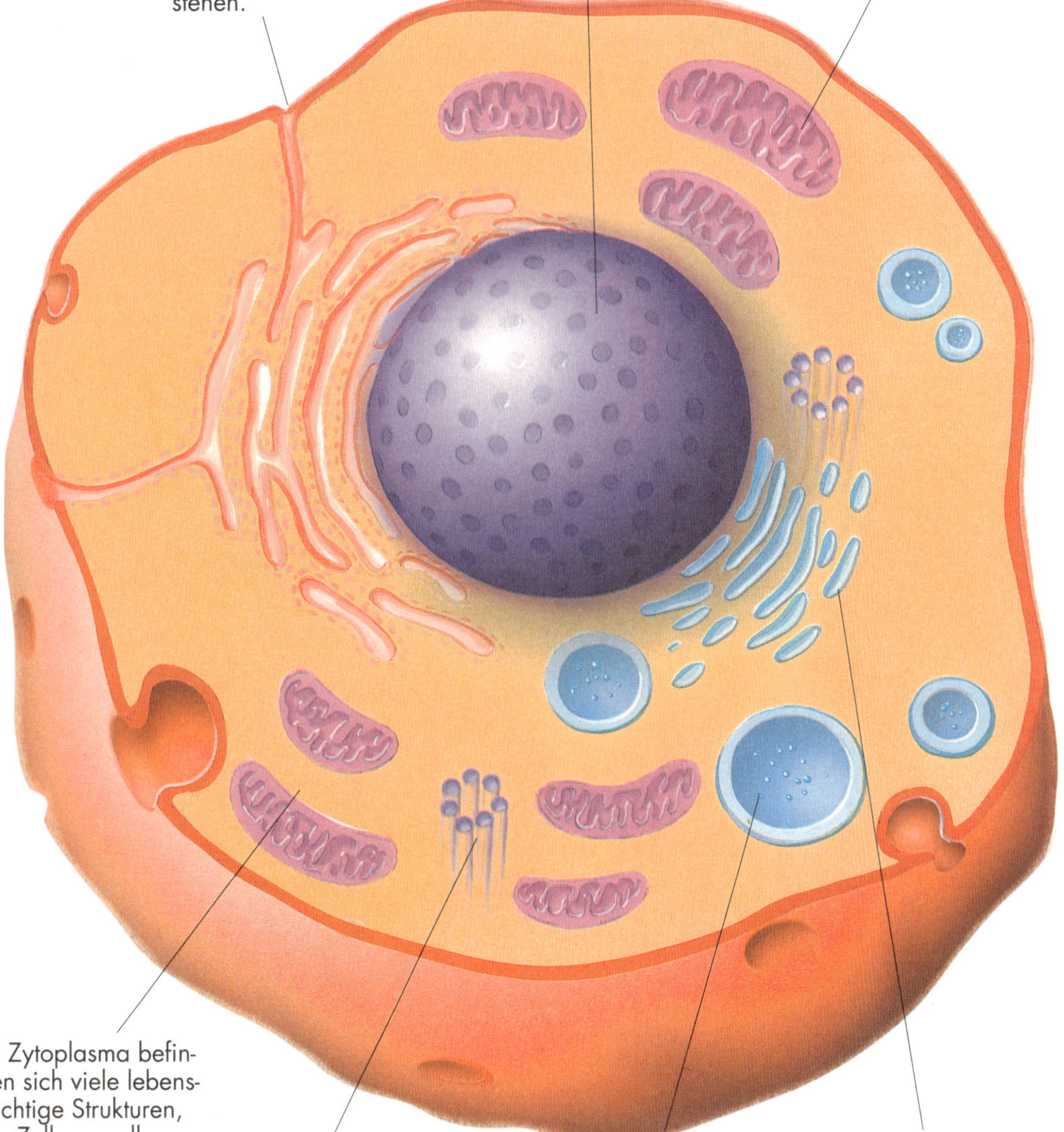
Die Zellwand kann mit der Kernmembran über das endoplasmatische Reticulum, das an ein Kanalnetz erinnert, in Verbindung stehen.
Der Zellkern ist die Steuerungszentrale der Zelle.
Die Mitochondrien produzieren Energie und werden deshalb auch »Kraftwerke der Zelle« genannt.
Im Zytoplasma befinden sich viele lebenswichtige Strukturen, die Zellorganellen.
Die Ribosomen sind die Produktionsstätten für neue Eiweißstoffe (Proteine).
Der Golgi-Apparat, in seiner Form mit einem Satz Schüsseln vergleichbar, sorgt unter anderem dafür, daß die Zellmembran ständig regeneriert wird.
Die Lysosomen verdauen sowohl von der Zelle aufgenommene Nahrungsteilchen als auch eigenes Zellmaterial, wie überalterte Mitochondrien.

Viele Spezialisten teilen sich die Arbeit

Trotz baulicher Gemeinsamkeiten sind in unserem Körper zahlreiche Spezialisten am Werk, die sich in Größe und Form unterscheiden. Die größte menschliche Zelle ist die Eizelle. Wir können sie mit bloßem Auge gerade noch erkennen. Zu den kleinsten Exemplaren gehören die roten Blutkörperchen und die Samenzellen (Spermien).
Die Gestalt der Zellen steht im engen Zusammenhang mit ihrer Aufgabe und Funktion. Deckzellen, die dicht aneinandergefügt alle inneren und äußeren Körperoberflächen abschließen, sind flach, zylindrisch oder kubisch geformt. Sie können an ihrer Oberfläche auch eine Vielzahl von kleinen Fortsätzen oder faltenartigen Ausstülpungen besitzen wie zum Beispiel die Epithelzellen der Atemwege. Sie sind mit Flimmerhärchen ausgestattet, um Schleim oder Staubteilchen herauszubefördern. Die langgestreckten Muskelzellen ziehen sich auf einen Reiz hin zusammen. Nervenzellen besitzen unterschiedliche Ausläufer. Diese Zellfortsätze können bis zu einem Meter lang werden, zum Beispiel in den Nerven, die sich bis zur Fußsohle hinunterziehen. Äußerst flexibel in ihrer Gestalt sind die roten Blutkörperchen. Die kreisrunden, flachen, eingedellten Scheibchen können auch die Form eines Napfes oder eines Fallschirms annehmen. Dadurch können sie auch winzige Blutgefäße passieren. Unsere Zellen haben unterschiedliche Lebenserwartungen. Zellen der Haut und Magenschleimhaut müssen ständig erneuert werden. Nervenzellen bleiben ein Leben lang erhalten. Werden sie zerstört, können sie nicht mehr nachgebildet werden.

Wie groß sind unsere Zellen?

Am größten:
die Eizelle
0,15 mm
Im Durchschnitt:
0,03 - 0,05 mm
Am kleinsten:
rote Blutkörperchen
0,0075 mm
Kopf der Samenzelle
0,003 - 0,005 mm

Die Lebenserwartung einer Zelle

Nervenzellen:
ein Leben lang
Herzmuskelzellen:
ein Leben lang
Knochenzellen:
10 bis 30 Jahre
rote Blutkörperchen:
120 Tage
Hautzellen: 6 Tage
Darmepithelzellen: 2 Tage

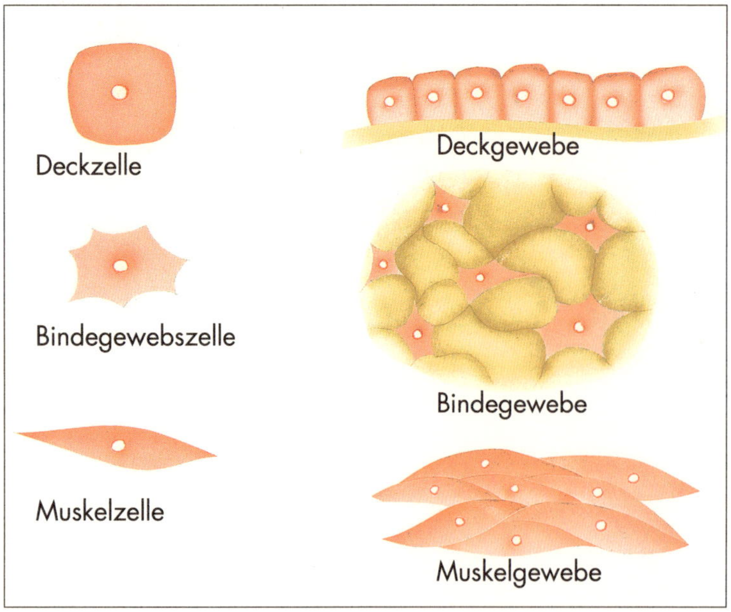

Viele gleichartige Zellen schließen sich zu einem Gewebe zusammen. Verschiedene Gewebe bilden zusammen ein Organ.

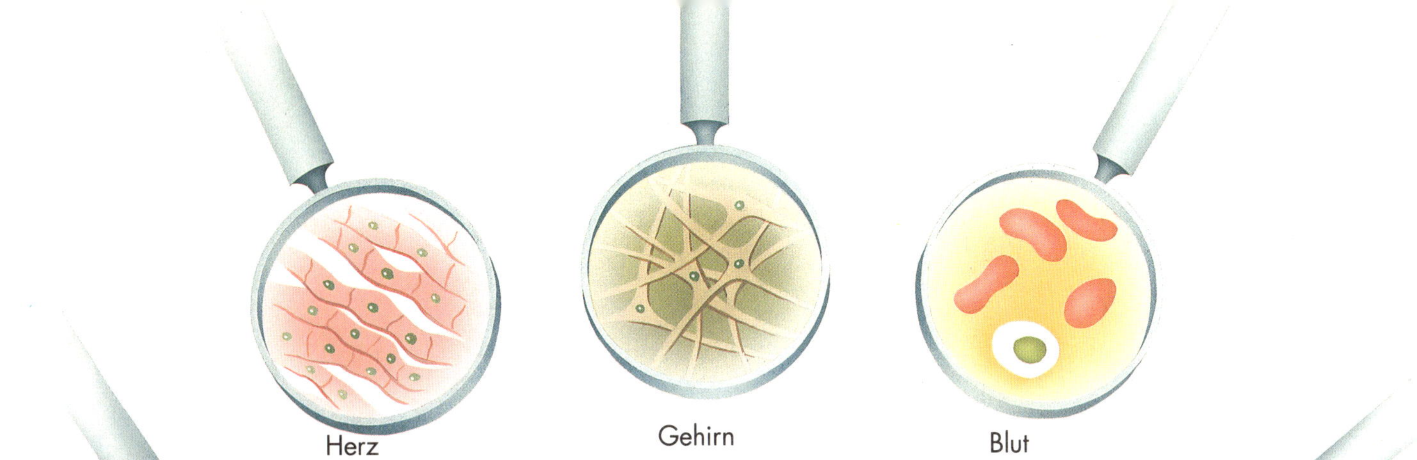

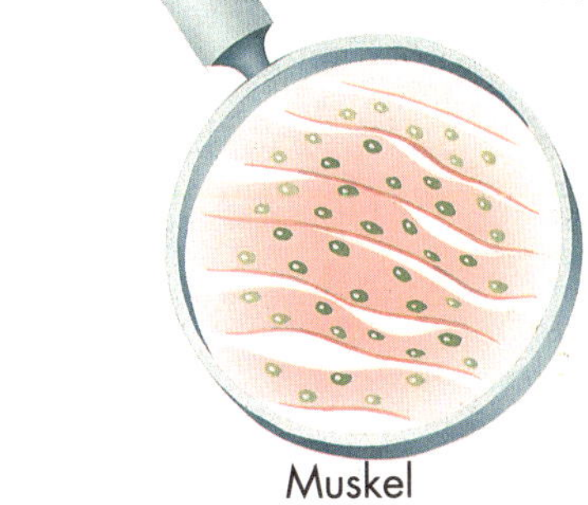

Die Gewebe und Organe des Körpers bestehen aus verschiedenen Zellarten, von denen sich jede auf bestimmte Aufgaben spezialisiert hat. So übermitteln Nervenzellen Nachrichten, rote Blutkörperchen transportieren Sauerstoff und Muskelzellen machen Bewegungen möglich.

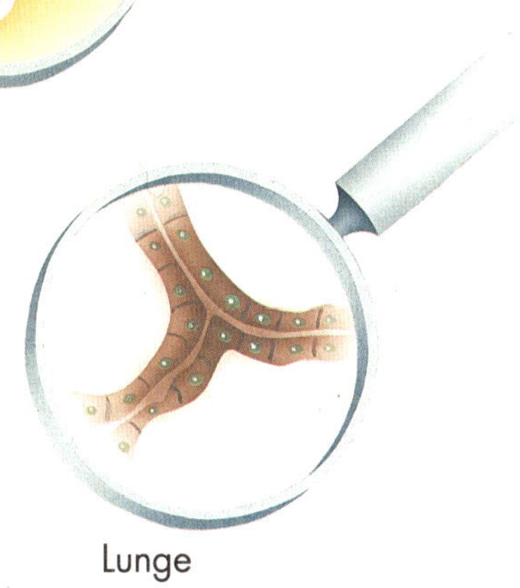

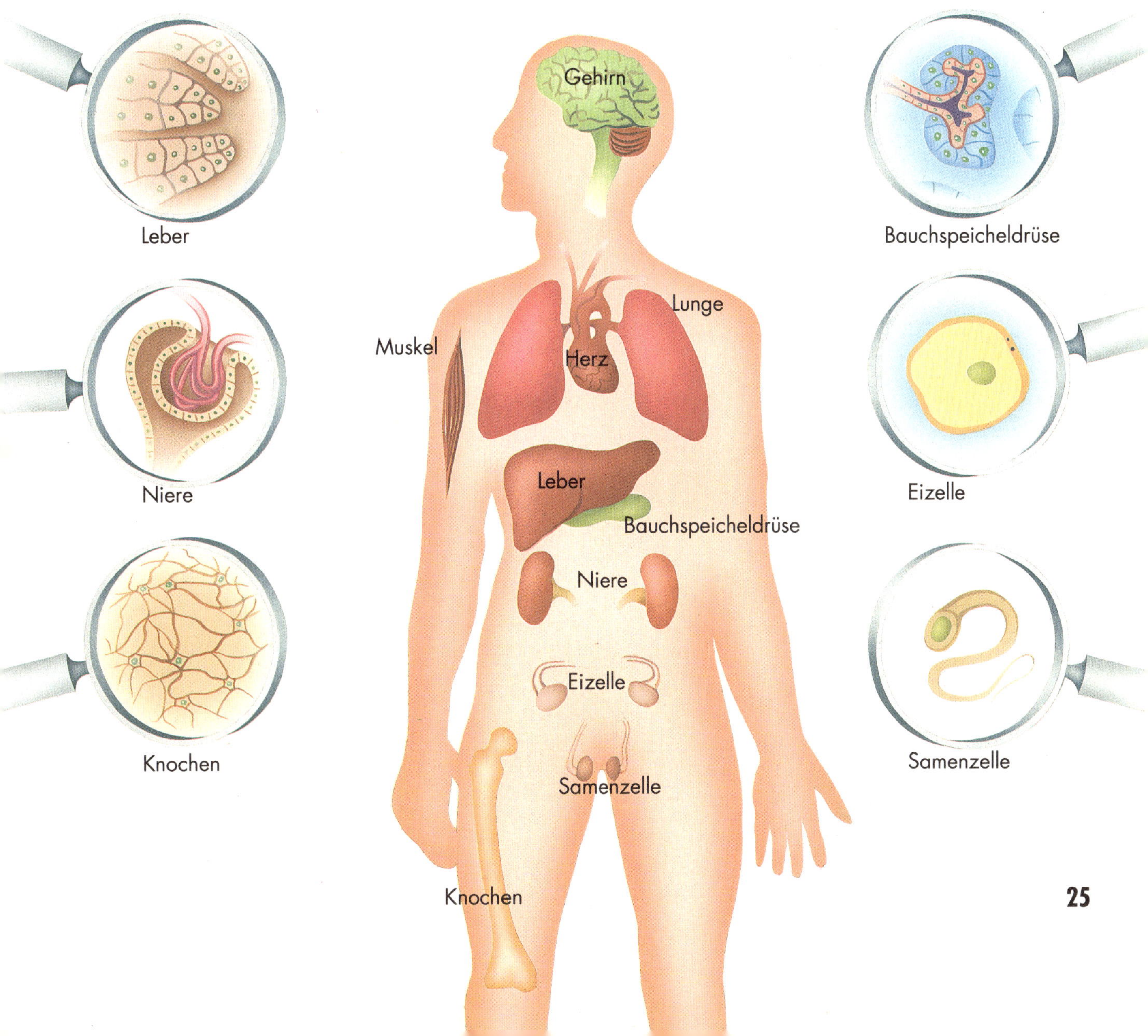

4. Unser Knochengerüst

Das Skelett besteht beim Neugeborenen aus circa 350, durch Verschmelzung einzelner Teile beim Erwachsenen nur noch aus etwa 206 Knochen.
Ohne Knochen wären wir weich wie Gummi. Sie stützen und tragen unseren Körper. Beweglich wird unser Knochengerippe aber erst durch die Muskeln, die an den Knochen angeheftet sind. Darüber hinaus schützt das Skelett empfindliche Organe, wie die Schädelknochen, das Gehirn oder die Wirbelsäule das Rückenmark. Rotes Knochenmark liefert die lebenswichtigen Blutzellen. Mineralsalze machen unsere Knochen druckfest und hart. Für den Knochenaufbau ist Kalzium unentbehrlich. Nehmen wir mit der Nahrung zu wenig auf, bedient sich unser Körper rigoros im Knochenspeicher. Er mobilisiert Kalzium aus den Knochen, um das monentane Defizit anderswo auszugleichen. Wichtigste Kalziumquellen: Milch und Milchprodukte.

Rechte Seite: Der größte Knochen des Skeletts ist der Oberschenkelknochen. Seine Länge mißt etwa ein Viertel der Körpergröße.
Die kleinsten Knochen sind die Gehörknöchelchen Hammer, Amboß und Steigbügel im Mittelohr. Die Knochen sind äußerst anpassungsfähig und können bei körperlicher Belastung dicker und stärker werden. Man denke an den kräftigen Körperbau von Athleten im Vergleich zu den feinen grazilen Fingern eines Pianisten.

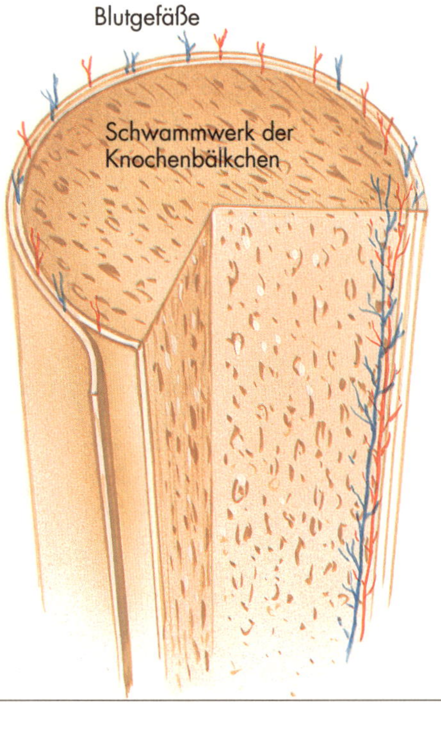

Der Bau unserer Knochen

Unsere Knochen sind härter als Beton und trotzdem nur mit zehn Prozent am Körpergewicht beteiligt. Ihre Leichtbauweise machts möglich. Auf die kompakte äußere Rindenschicht folgt im Innern ein Schwammwerk aus Knochenbälkchen, die Spongiosa.
Mit minimalem Materialeinsatz wird auf diese Weise ein Maximum an Festigkeit erreicht. Unsere Knochen sind dadurch leicht und dennoch stabil. Wie jedes lebende Gewebe enthalten auch die Knochen Zellen, Blutgefäße und Nerven. Beim Kleinkind kommt in allen Knochen rotes Knochenmark vor.
Der erwachsene Mensch besitzt circa 1300 g rotes, blutbildendes und etwa 1300 g gelbes Knochenmark. Das gelbe besteht aus Fett und dient als Energiedepot.

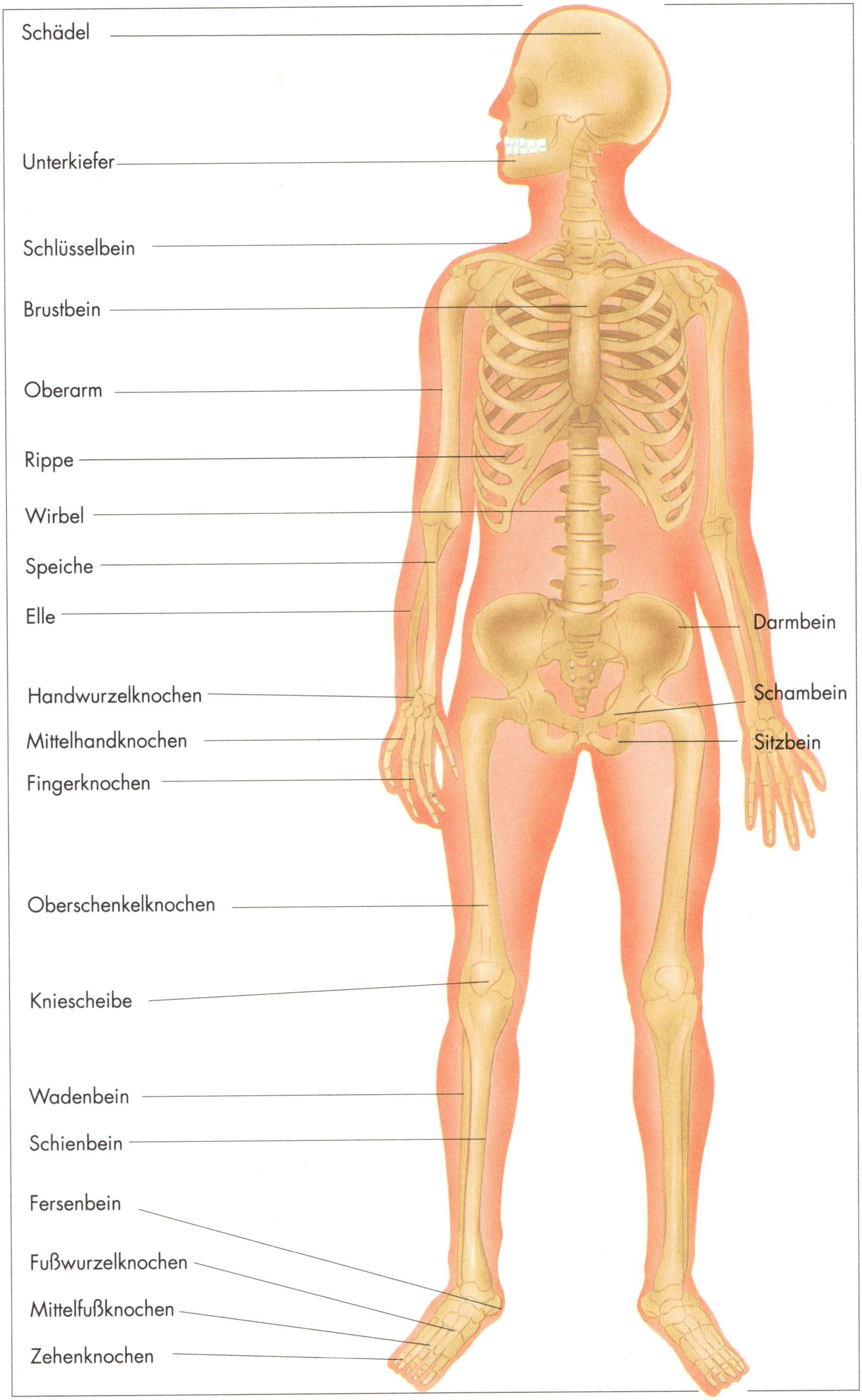
Schädel
Unterkiefer
Schlüsselbein
Brustbein
Oberarm
Rippe
Wirbel
Speiche
Elle
Handwurzelknochen
Mittelhandknochen
Fingerknochen
Oberschenkelknochen
Kniescheibe
Wadenbein
Schienbein
Fersenbein
Fußwurzelknochen
Mittelfußknochen
Zehenknochen
Darmbein
Schambein
Sitzbein

Wirbelsäule

Unsere Wirbelsäule setzt sich aus insgesamt 32 bis 34 Wirbeln zusammen und ist wie ein doppelt-S-förmiger Stab gekrümmt. Ihre Länge macht etwa zwei Drittel der Körperlänge aus.
Die Wirbelsäule kann man in fünf Abschnitte unterteilen. Die kleinsten Wirbel sind die sieben Halswirbel. Sie sind so beweglich, daß wir mit unserem Kopf nicken, ihn aber auch schütteln, zur Seite neigen oder kreisen lassen können.
Auf die Halswirbelsäule folgt die Brustwirbelsäule. Sie besteht aus zwölf Brustwirbeln. Mit diesen sind die zwölf Rippenpaare vom Brustkorb beweglich verbunden.
Am größten und kräftigsten sind die fünf Lendenwirbel, weil sie bei aufrechter Haltung die größte Körperlast zu tragen haben.
Das Kreuzbein ist nach hinten gekrümmt und besteht aus fünf Kreuzbeinwirbeln, die bis zum 25. Lebensjahr miteinander verschmelzen.
Am unteren Ende ist das Kreuzbein gelenkig mit dem Steißbein verbunden. Es setzt sich aus drei bis fünf verkümmerten, miteinander verschmolzenen Wirbeln zusammen. Das Steißbein ist der Überrest (Rudiment) des Schwanzes der Wirbeltiere.

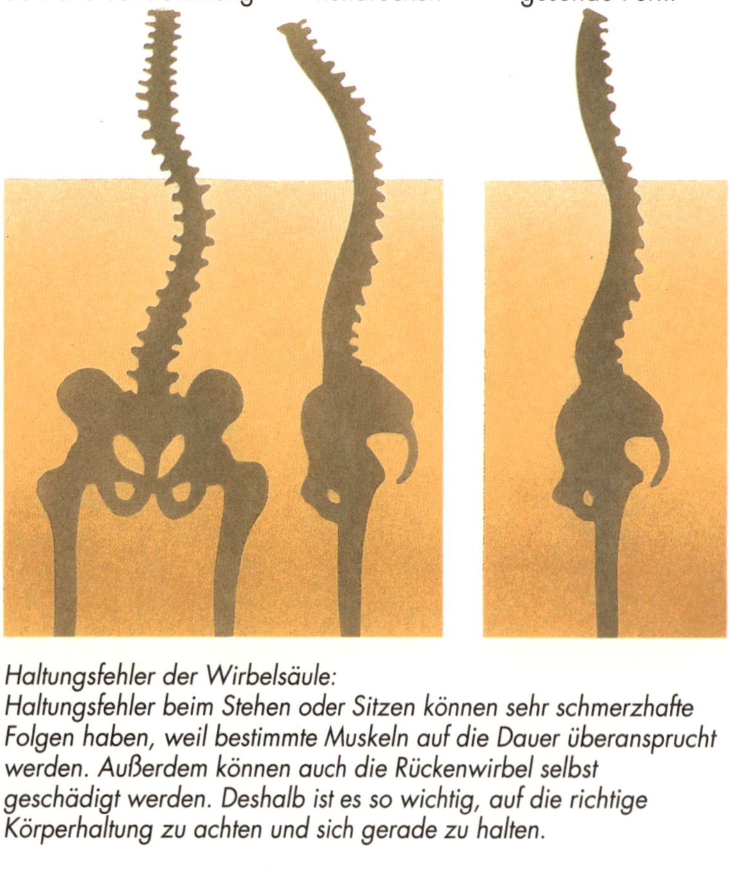

Haltungsfehler der Wirbelsäule:
Haltungsfehler beim Stehen oder Sitzen können sehr schmerzhafte Folgen haben, weil bestimmte Muskeln auf die Dauer überanspruchт werden. Außerdem können auch die Rückenwirbel selbst geschädigt werden. Deshalb ist es so wichtig, auf die richtige Körperhaltung zu achten und sich gerade zu halten.

Durch die doppel-S-förmige Krümmung der Wirbelsäule können wir unseren Körper aufrecht halten.

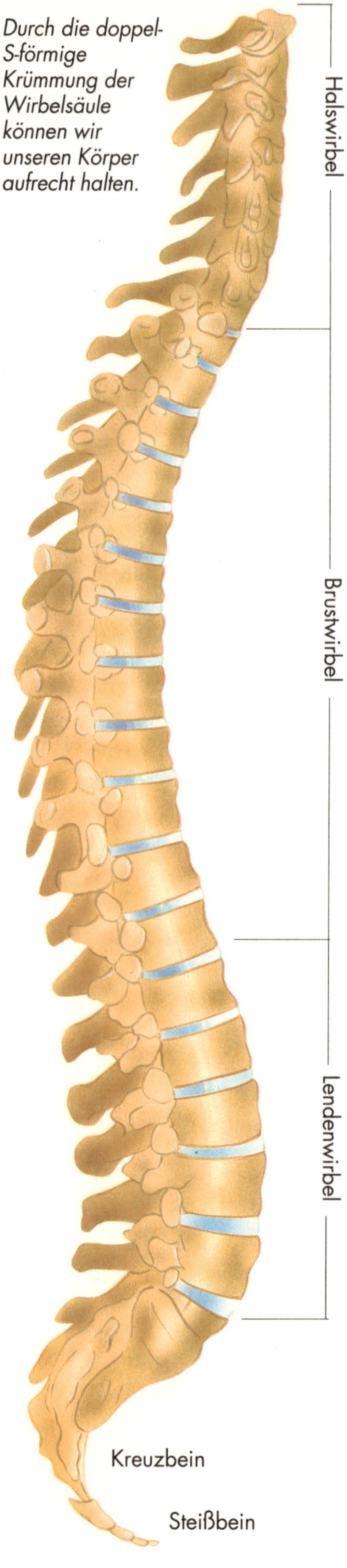

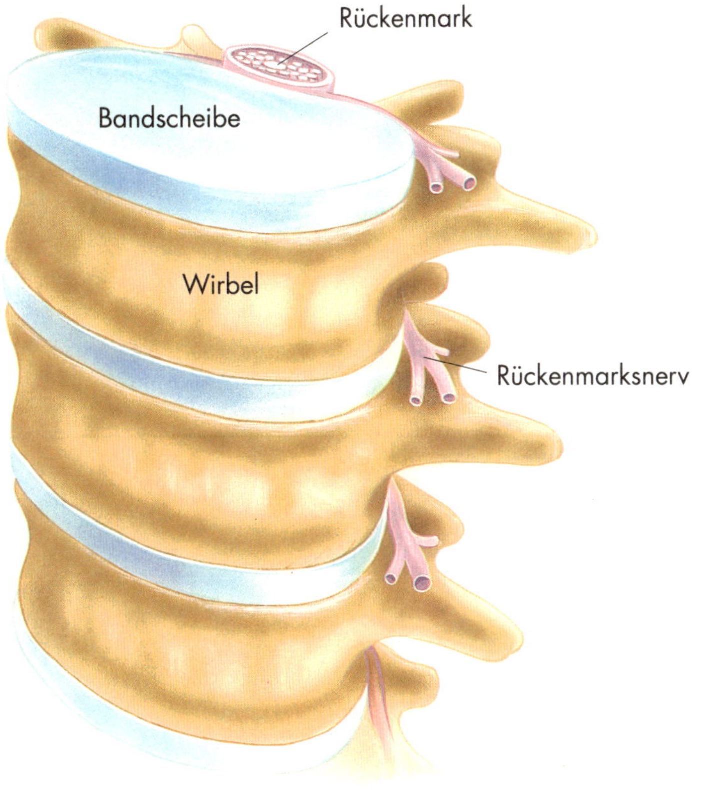

Sicher geschützt im Wirbelkanal, im hinteren Teil der Wirbelsäule, befindet sich das empfindliche Rückenmark. Als Polster sind zwischen den Wirbeln die Bandscheiben eingebaut. Sie wirken wie Stoßdämpfer und machen unsere Wirbelsäule beweglich. Bei Überanstrengung der Wirbelsäule kann es zu einem »Bandscheibenvorfall«, kommen. Die Bandscheibe drückt dann auf nahgelegene Nerven, was sehr schmerzhaft ist. Meistens passiert dieses Malheur bei der vierten oder fünften Bandscheibe der Lendenwirbelsäule.

Die Bandscheiben

Die Bandscheiben verleihen der Wirbelsäule ihre Beweglichkeit. Sie liegen wie Kissen zwischen den Wirbelkörpern vom zweiten Halswirbel bis zum Kreuzbein und bestehen aus einem Faserring (Anulus fibrosus) und einem Gallertkern (Nucleus pulposus). Der Gallertkern wirkt wie ein Druckpolster. Die Zwischenwirbelscheiben sind zur Federung eingebaut, um Stöße und Erschütterungen, die beim Laufen, Hüpfen oder Springen entstehen, abzufangen. Leider neigen Bandscheiben dazu, zu degenerieren und ihre Festigkeit zu verlieren. Ungünstige Sitzhaltungen können unter anderem eine vermehrte Abnutzung verursachen.
Ist der Faserring einmal geschädigt, kann es durch eine plötzliche Belastung, zum Beispiel beim Hochheben von schweren Kisten, zu dem äußerst schmerzhaften »Bandscheibenvorfall« kommen. Der Gallertkern bricht durch den Faserring und drückt auf das Rückenmark oder auf die Nervenwurzeln des Rückenmarks.
Sitzen mit rundem Rücken ist für uns Menschen bequemer, bedeutet aber für unsere Bandscheiben eine große Druckbelastung und unregelmäßige Druckverteilung. Der Druck ist im vorderen Teil erheblich höher als im hinteren. Der Bandscheibendruck ist beim Aufrechtsitzen geringer. Deshalb sollte man zur Entlastung unserer Bandscheiben immer wechseln zwischen vorgebeugter und zurückgeneigter Sitzhaltung.

Wie schnell wachsen wir?

Erster Wachstumsschub: im ersten Lebensjahr
Zweiter Wachstumsschub: in der Pubertät
Endgültige Körpergröße wird erreicht: bei Frauen im Alter von 18 bis 20 Jahren, bei Männern mit 20 bis 22 Jahren.
Am Morgen sind wir am größten, am Abend aber sind wir um ein bis drei Zentimeter kürzer. Der Grund: Die Höhe der Bandscheiben nimmt durch Wasserverlust tagsüber etwas ab.

5. Die Gelenke

Viele Knochen unseres Skeletts sind durch Gelenke beweglich miteinander verbunden. In ihrer Bauweise haben sich die Gelenke den mannigfaltigen Bewegungen unseres Körpers angepaßt. Häufig ist ein Knochenende wie eine Halbkugel gewölbt und das andere ausgehölt. Das gewölbte Knochenende wird als Gelenkkopf und das ausgehölte als Gelenkpfanne bezeichnet. Nach Form und Bewegungsspielraum kann man fünf wichtige Grundtypen voneinander unterscheiden. Die Scharniergelenke ermöglichen Bewegungen nur um eine Achse, also Beugen und Strecken. In den flachen Gelenken bewegt sich eine Gelenkfläche gegen die andere. Die Kugelgelenken sind äußerst beweglich und lassen Bewegungen in viele Richtungen zu. Beim Rad- oder Drehgelenk ist nur eine Drehung um die vertikale Achse möglich. Beim Sattelgelenk gleiten die wie Reitsattel geformte Gelenkflächen aufeinander.

Was heißt »Gelenk«?

Unser heutiges Wort für die beweglichen Verbindungen zwischen den Knochen läßt sich weit zurückverfolgen, aber dennoch nicht eindeutig bestimmen.
Gelenk leitet sich entweder von dem indogermanischen »kleng = biegen« oder vom althochdeutschen »lanka = Taille« ab.

Die Gelenktypen

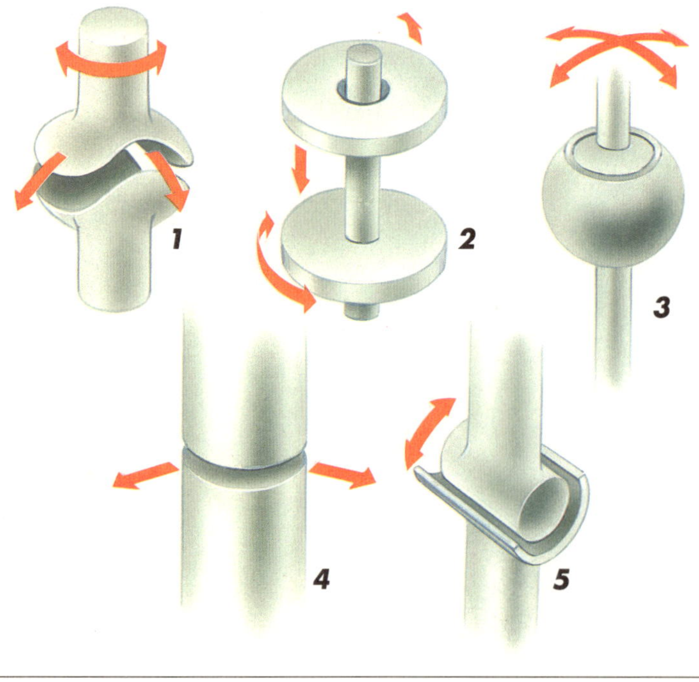

*(**1**) Ein Sattelgelenk zwischen Handwurzel und Mittelhandknochen macht möglich, daß wir unseren Daumen der Handinnenfläche gegenüberstellen können. (**2**) Damit wir unseren Kopf drehen können, befindet sich zwischen erstem und zweitem Halswirbel ein Rad- oder Drehgelenk. (**3**) Unsere Arme und Beine können wir in viele Richtungen bewegen, weil die Schulter- und Hüftgelenke als Kugelgelenke gebaut sind. (**4**) Flache Gelenke finden wir in der Wirbelsäule in den Zwischenwirbelgelenken. (**5**) Zu den Scharniergelenken gehören zum Beispiel das Ellenbogengelenk und das Kniegelenk.*

Ein Sturz oder Aufprall kann unsere Gelenke schmerzhaft verletzen. Bei einer Prellung wird das Gelenk gequetscht. Wird das Gelenk zu stark überdehnt, kommt es zu einer Zerrung. Vor allem die Knie- und Sprunggelenke sind davon betroffen. Wird das Gelenk so weit auseinandergezogen, daß der Gelenkkopf aus der Gelenkpfanne springt, spricht man von einer Verrenkung.

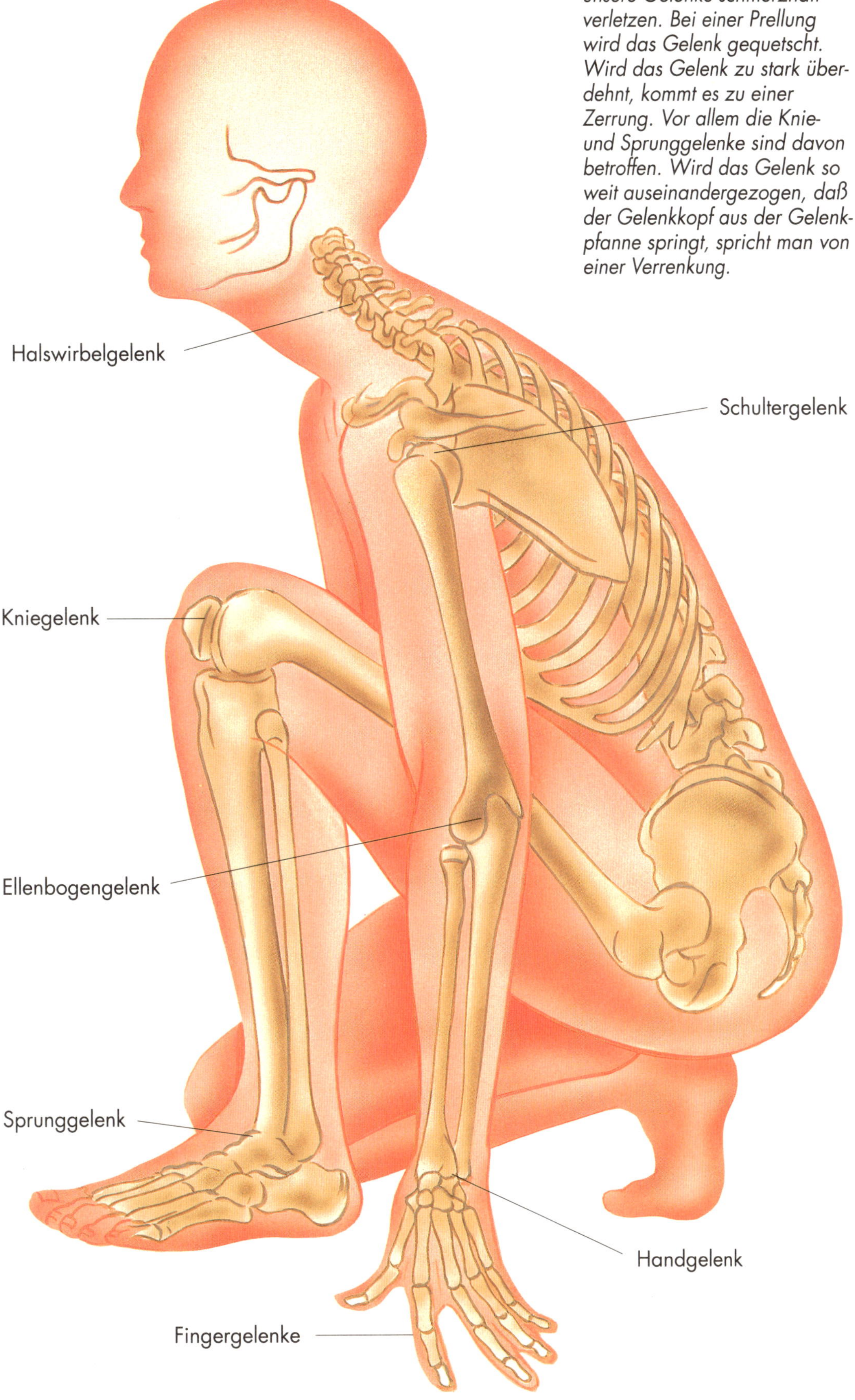

Die Bauweise unserer Gelenke

Obwohl alle Gelenke ihrer Aufgabe entsprechend ganz unterschiedliche Formen haben, sind sie doch nach derselben Bauweise konstruiert. Der Gelenkspalt, auch Gelenkhöhle genannt, trennt die Knochen voneinander. Damit sie sich nicht gegenseitig reiben, sind die Knochenenden von einem glatten Knorpel überzogen. Die Gelenkkapsel umschließt das Gelenk und grenzt so die Gelenkhöhle nach außen ab. Die innere Schicht der Kapsel stellt die Gelenkschmiere, die Synovia, her. Die Schmiere dient wie das Öl im Kugellager beim Rad oder in einem Türscharnier als Gleitmittel und ernährt außerdem den Gelenkknorpel.

Die Gelenkkapsel und die Bänder, die über das Gelenk hinwegziehen, aber auch Muskeln und Sehnen halten die Gelenke zusammen.

Die Bänder lassen Gelenkbewegungen nur in bestimmten Richtungen zu. So findet man zum Beispiel bei Scharniergelenken auf jeder Seite ein starkes Seitenband, das nur die Scharnierbewegung erlaubt. Außerdem hemmen die Bänder den Gelenkausschlag, wodurch sie das Gelenk vorm Überstrecken schützen. Am widerstandsfähigsten sind die Bänder beim Hüftgelenk, die die Gelenkkapsel verstärken und schraubenförmig um den Oberschenkelhals verlaufen. Beim Beugen entspannen sie sich, beim Strecken werden sie straff.

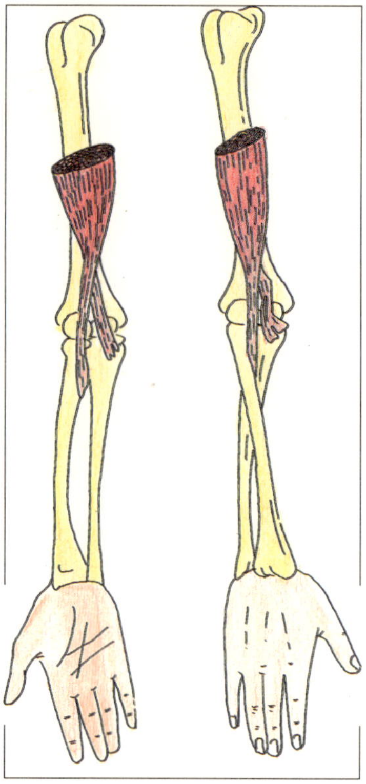

Bei der Handdrehung findet die Bewegung im Unterarm statt. Die Speiche dreht sich im Ellenbogengelenk um die eigene Achse (Radgelenk) und überkreuzt die Elle. Die Elle wird dabei nicht bewegt.

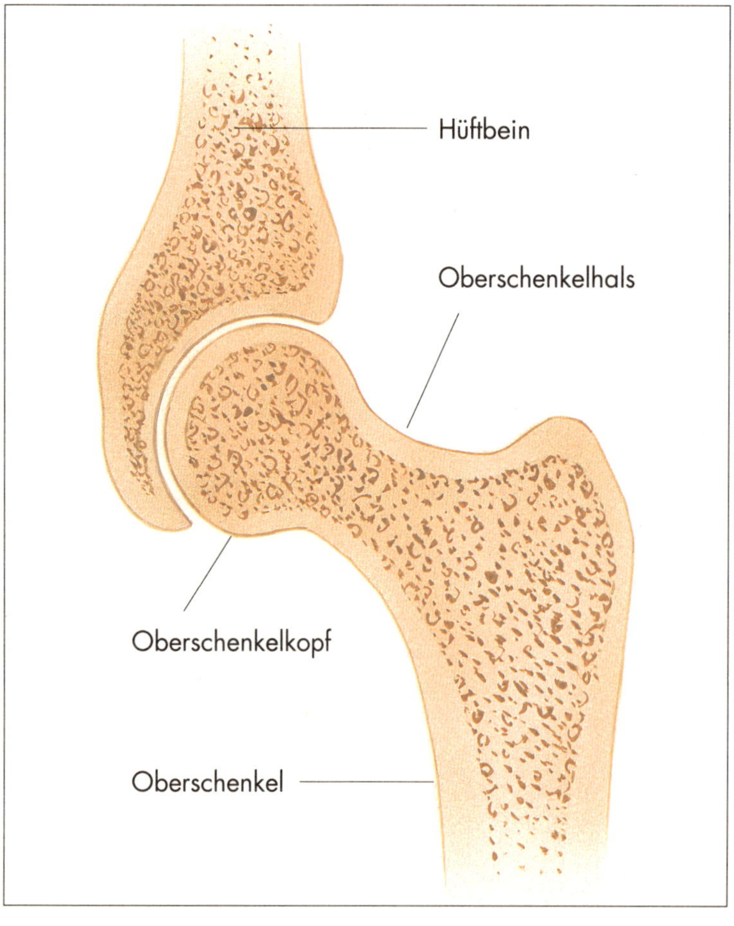

Das Bild zeigt, wie der Kopf des Oberschenkels von der Gelenkpfanne des Hüftbeins umschlossen wird. Das Hüftgelenk ist ein Kugelgelenk, wodurch wir unsere Beine heben und senken, abspreizen und anziehen oder auch kreisen lassen können.

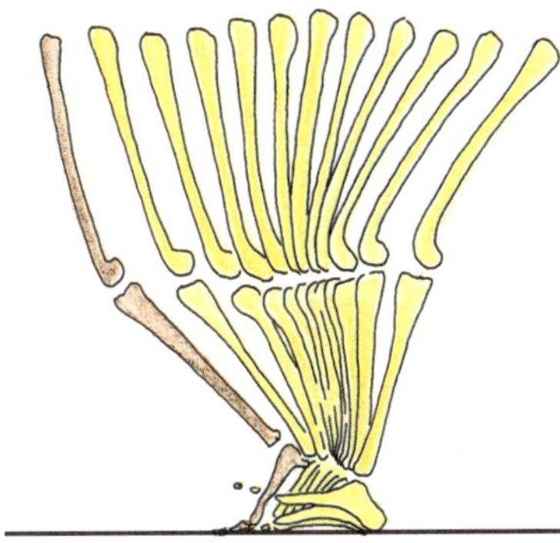

Beim Gehen setzen wir den Fuß mit der Ferse auf und rollen ihn bis zu den Zehenspitzen ab.

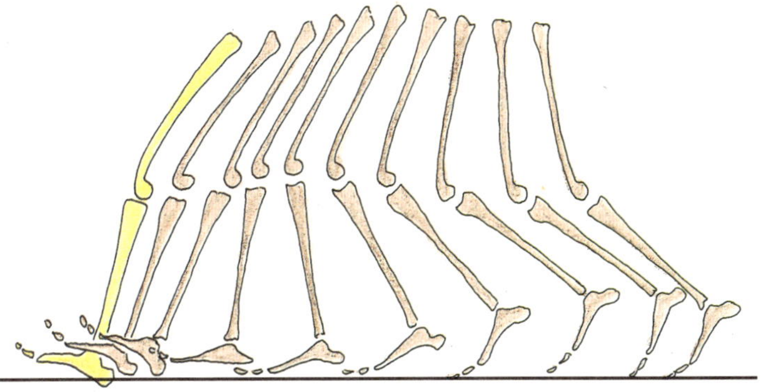

Jeder Fußwurzelknochen kann sich nur wenig bewegen, aber aus der Summe der geringen Bewegungen ergibt sich eine ziemliche Beweglichkeit. Das Fußgewölbe gibt beim Laufen elastisch nach.

Zusatzeinrichtungen

Besondere Strukturen in den Gelenken bilden faserknorpelige Gelenkscheiben. Sie unterteilen die Gelenkhöhle entweder als Zwischenscheiben (Disci) – zum Beispiel im Kiefergelenk – vollständig in zwei Einheiten oder unvollständig als C-förmige Gebilde, wie sie nur im Kniegelenk vorkommen. Sie heißen dann Menisci, was vom griechischen meniskos herkommt und mondförmiger Körper bedeutet.

Schleimbeutel, zum Beispiel am Ellenbogen oder vor der Kniescheibe, sind mit Flüssigkeit gefüllte Polster, die Druck und Reibung wie beim Aufstützen der Arme auf dem Ellenbogen oder beim Niederknien verringern. Die Schleimbeutel können sich durch Überlastung oder Unterkühlung sehr schmerzhaft entzünden.

Das Gerüst unseres Fußes besteht aus 26 einzelnen Knochen, die durch straffe Gelenke miteinander verbunden sind. Dadurch können unsere Füße das Körpergewicht beim Gehen und Laufen federnd abfangen.

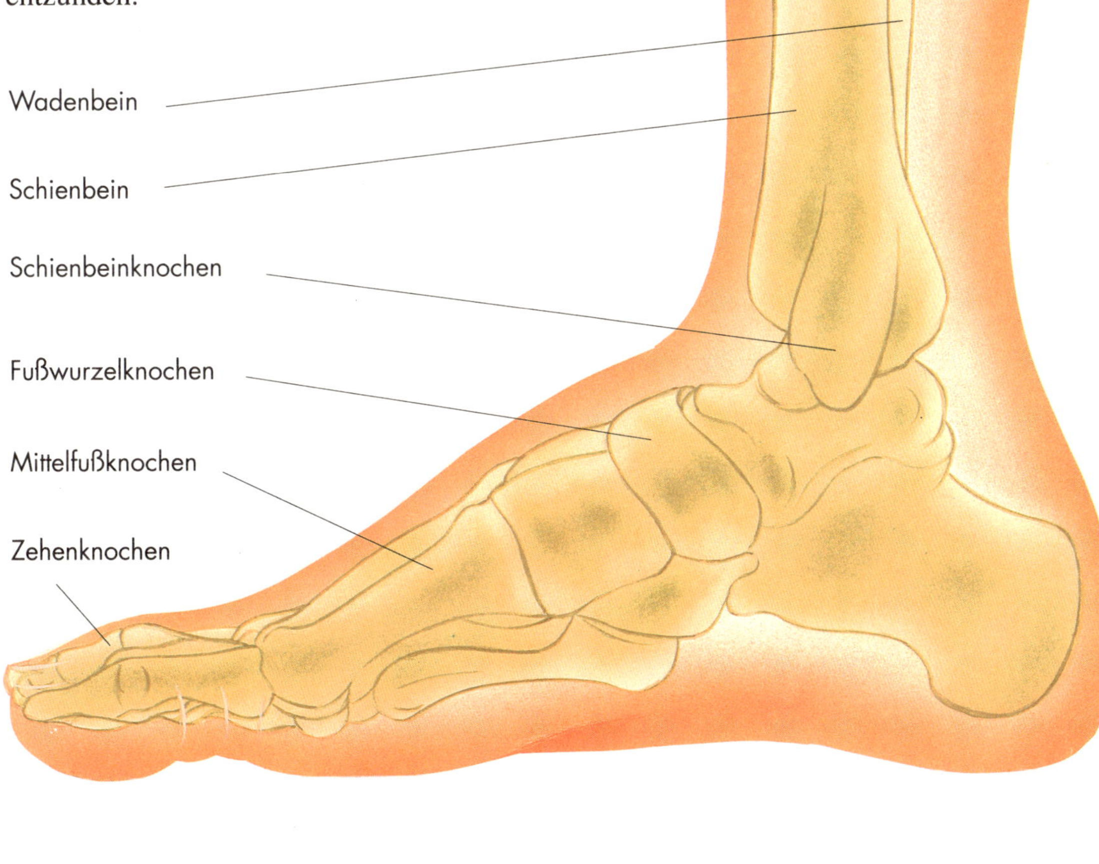

6. Die Muskeln

Mehr als 200 Einzelknochen stützen und tragen unseren Körper. Gelenke und Bänder halten unser Knochengerüst beweglich zusammen. Aber erst die Muskeln bringen Bewegung in unseren Körper. Die Skelettmuskeln lassen uns mit dem Kopf nicken, auf Zehenspitzen tanzen, mit den Augen zwinkern, die Stirn runzeln, ein Rad oder einen Purzelbaum schlagen. Schon bei einfachsten Tätigkeiten wirken viele Muskeln zusammen, was uns allerdings oftmals überhaupt nicht bewußt ist. Auch Bewegungen, die in unserem Innern ablaufen, sind nur durch Muskelarbeit möglich. Mit Hilfe von Muskeln wird unsere Nahrung durch die Speiseröhre, den Magen und Darm befördert. Ein besonders kräftiger Muskel ist der Herzmuskel, der unermüdlich ein Leben lang das Blut durch unseren Körper pumpt.

Wieviel Muskeln hat ein Mensch?

Unser Körper besitzt über 600 Muskeln.
Beim Grimassenschneiden sind über 30 Muskeln in Aktion.
Beim Gehen beschäftigen wir 200 Muskeln.

Skelettmuskel:

Der Skelettmuskel setzt sich aus einer Vielzahl von Muskelfaserbündeln zusammen. Jedes Bündel besteht aus Muskelfasern, jede Faser aus noch kleineren Einheiten, den Myofibrillen. Unter dem Mikroskop erscheinen die Fasern quergestreift, deshalb spricht man auch von »quergestreifter Muskulatur«.

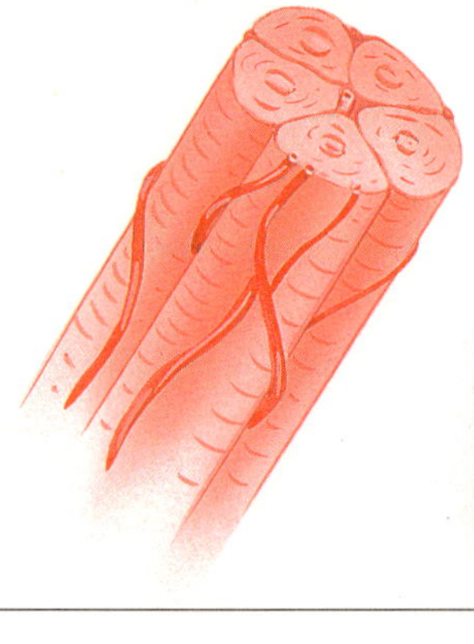

Herzmuskel:

Die Herzmuskulatur besteht aus einem netzartigen Verband von quergestreiften Muskelzellen. Sie ist ein Zwischending von glatter und Skelettmuskulatur.

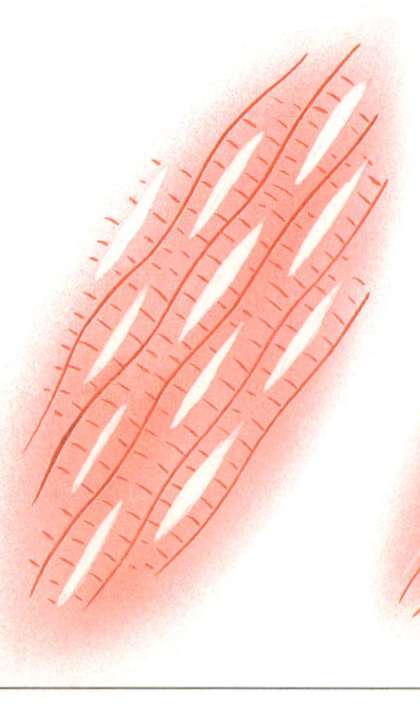

Glatte Muskulatur:

Die glatte Muskulatur kommt in den inneren Organen wie Bronchien, Magen oder Darm und in den Blutgefäßen vor. Sie wird auch als »unwillkürliche« Muskulatur bezeichnet, weil wir sie nicht mit unserem Willen steuern können.

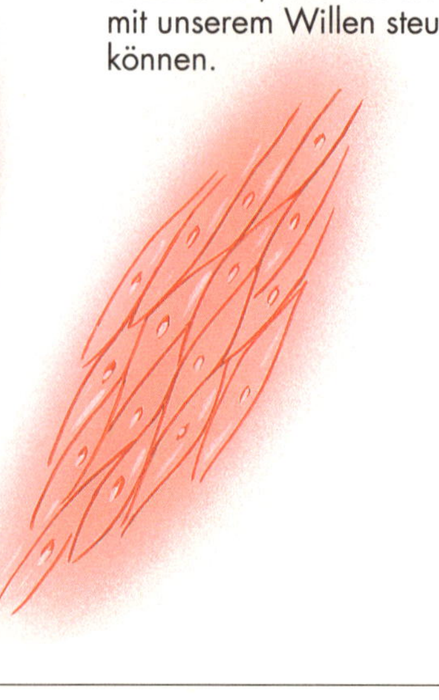

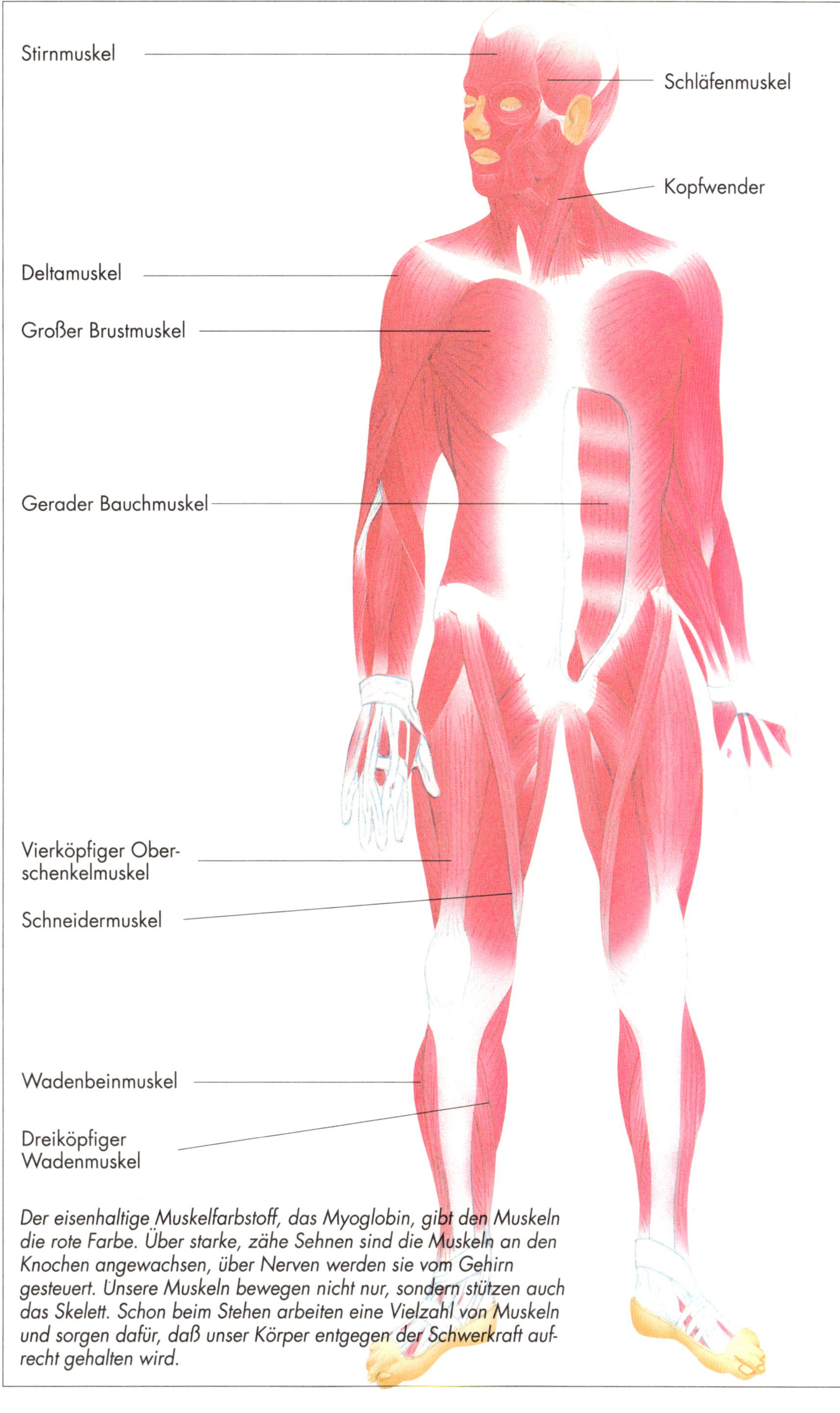

Der eisenhaltige Muskelfarbstoff, das Myoglobin, gibt den Muskeln die rote Farbe. Über starke, zähe Sehnen sind die Muskeln an den Knochen angewachsen, über Nerven werden sie vom Gehirn gesteuert. Unsere Muskeln bewegen nicht nur, sondern stützen auch das Skelett. Schon beim Stehen arbeiten eine Vielzahl von Muskeln und sorgen dafür, daß unser Körper entgegen der Schwerkraft aufrecht gehalten wird.

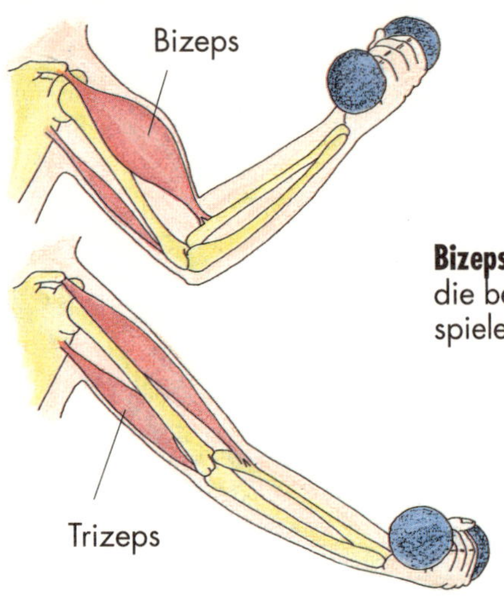

Bizeps und Trizeps – die beiden Gegenspieler am Oberarm

Wenn sich der Bizeps im Oberarm zusammenzieht, übt er einen Zug auf die Speiche aus und beugt das Ellenbogengelenk. Dabei verkürzt sich der Bizepsmuskel und wird dicker. Beim Strecken des Unterarms entspannt sich der Bizeps. Der Strecker, der Trizeps, kontrahiert sich und dehnt den Bizeps wieder auf seine anfängliche Länge aus.

Rechte Seite: Unser Mienenspiel beeinflussen vor allem die Muskeln rund um die Augen und den Mund.

Das Zusammenspiel der Skelettmuskeln

Im Gegensatz zur Herz- und Eingeweidemuskulatur können wir die Skelettmuskeln mit unserem Willen beeinflussen. Sie werden deshalb auch »willkürliche« Muskeln genannt. Allerdings ist uns die Kontrolle und Steuerung unseres aktiven Bewegungsapparates nicht angeboren. Wie wackelig steht etwa ein einjähriges Kind auf seinen Beinchen, wenn es die ersten Schritte macht. Erst mit viel Übung lernt es das Gleichgewicht zu halten. Uns geht es ebenso, wenn wir radfahren, schlittschuhlaufen oder auch seiltanzen lernen wollen. Wir müssen immer wieder üben, bis das Zusammenspiel unserer Muskeln richtig funktioniert. Durch Verkürzen entwickeln Muskeln ihre Zugkraft. Sie können sich aber aktiv nicht wieder verlängern. Dafür müssen andere Muskeln sorgen, die die entgegengesetzte Bewegung ausführen. Sie heißen Gegenspieler oder Antagonisten. Muskeln, die bei einer Bewegung in die gleiche Richtung ziehen, nennt man Mitspieler oder Synergisten. Beim Beugen im Ellenbogengelenk wirken zum Beispiel im Oberarm der Bizeps und der Brachialis als Synergisten und der Trizeps, der Strecker, als Antagonist.

Durch Körpertraining werden unsere Muskeln dicker und kräftiger. Ihre Konturen zeichnen sich dann unter der Haut ab, beispielsweise durch Bodybuilding. Andererseits können unsere Skelettmuskeln verkümmern, wenn wir sie nicht oder zu wenig verwenden, so zum Beispiel die Muskeln hinter den Ohren zum Ohrenwackeln. Fast niemand macht von ihnen Gebrauch, und deshalb können auch nur wenige Menschen mit den Ohren wackeln.

Unten: Unsere Muskeln brauchen Sauerstoff, um arbeiten zu können. Deshalb sind sie bis zur einzelnen Muskelfaser von einem Netz von Blutgefäßen umgeben. Die Schlagadern liefern sauerstoffreiches Blut. Kohlendioxid, das in der Zelle als Abfallprodukt entsteht, wird vom Blut über die Venen zur Lunge transportiert und ausgeatmet.

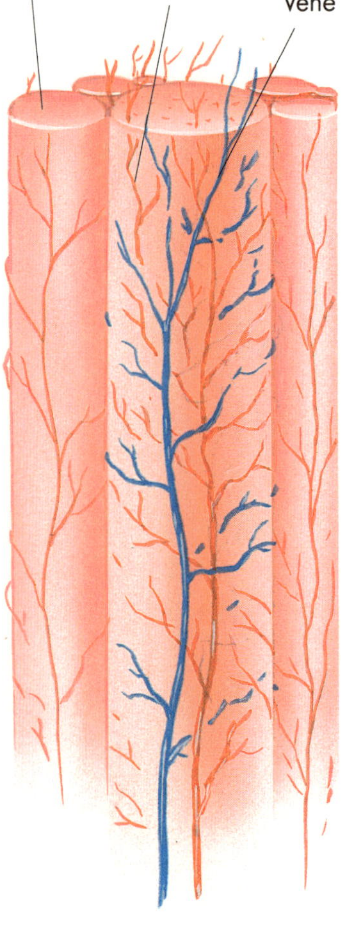

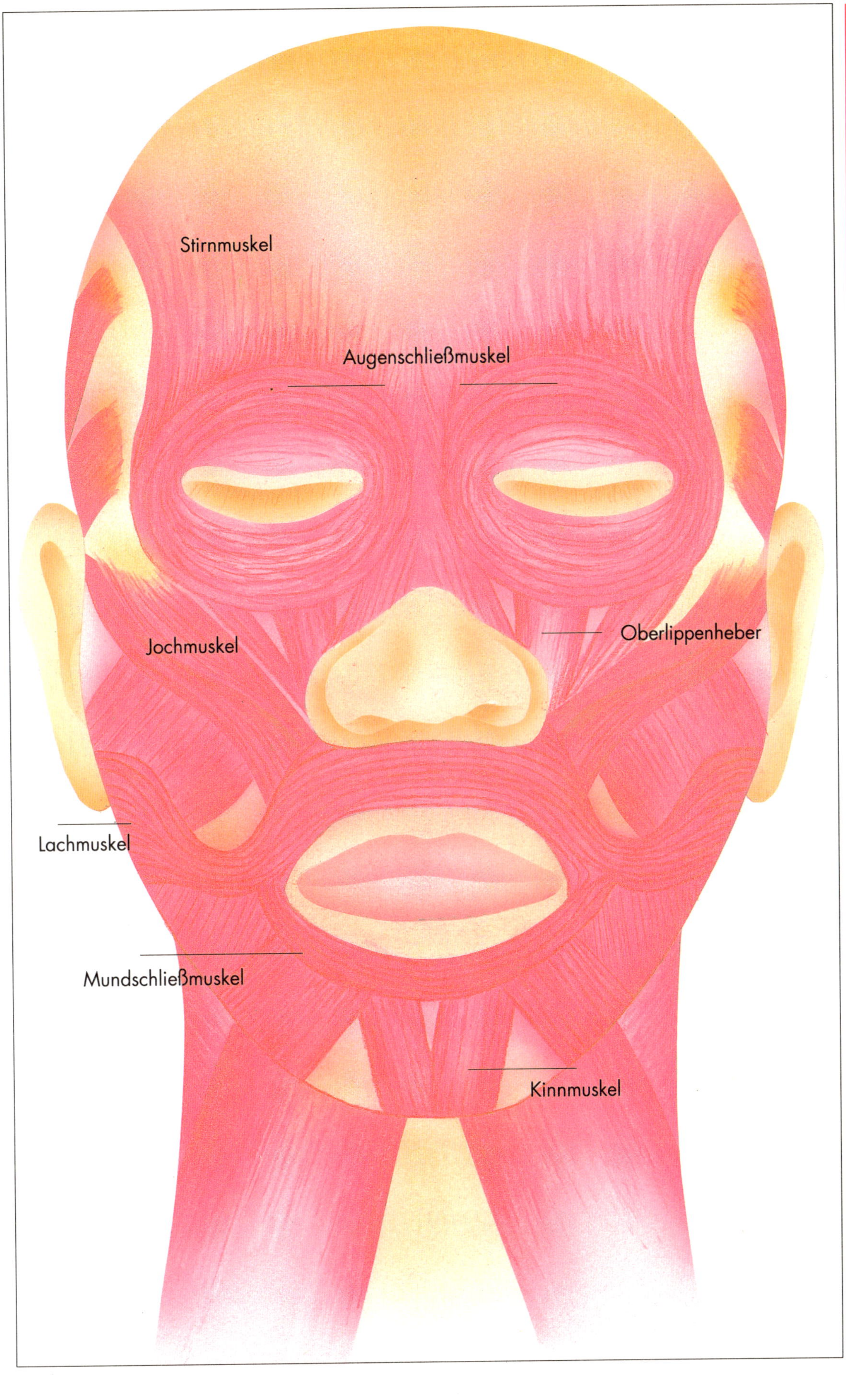
Stirnmuskel
Augenschließmuskel
Oberlippenheber
Jochmuskel
Lachmuskel
Mundschließmuskel
Kinnmuskel

7. Das Blut

Die Engländer sagen »blood«, die Schweden »blod«, die Niederländer »bloed« und wir »Blut«. Der Ursprung liegt im alt- und mittelhochdeutschen Wort »bluot« für »Fließendes«. »Bên zi bêna, bluot zi bluoda, lid zi geliden, sôse gelîmida sîn!« (Bein zu Beine, Blut zu Blute, Glied zu Gliedern, als ob geleimt sie seien!), beschwor schon Wodan in den Merseburger Zaubersprüchen im 10. Jahrhundert den verrenkten Fuß des Fohlens Baldurs.
Früher glaubte man, das Temperament der Menschen liege im Blut. Aus dieser Vorstellung entwickelten sich zahlreiche Redewendungen, die wir auch heute noch kennen, wie zum Beispiel kaltblütig, heißblütig oder das Blut kocht jemandem in den Adern.

Vielzahl von Aufgaben

Blut dient als universelles flüssiges Transportmittel, das in unserem Körper Stoffe und Energie aufnehmen, an seinen

Was hat das Eisen mit dem Blut zu tun?

Eisen bindet den Sauerstoff im Hämoglobin und ist damit ein unentbehrlicher Baustein des roten Blutfarbstoffes. Ein Mangel an Eisen führt zur Eisenmangelanämie oder Blutarmut. Gute Eisenquellen sind Fleisch und Innereien, aber auch Vollkornerzeugnisse, Hülsenfrüchte und Gemüse. Übrigens mit Vitamin C, zum Beispiel in einem Glas Orangensaft, wird die Aufnahme von Eisen verbessert.

Unser Blut in Zahlen

In einem Blutstropfen, der etwa so groß ist wie der Kopf einer Stecknadel (entspricht einem Kubikmillimeter), sind enthalten:

- 4,5 bis 5 Millionen rote Blutkörperchen
- 4000 bis 100 weiße Blutkörperchen
- 2000 bis 3000 Blutplättchen.

Ein Liter Blut enthält etwa 150 bis 160 g Hämoglobin, abgekürzt Hb.
Ein erwachsener Mensch hat rund 25 Millionen rote Blutkörperchen. Im roten Knochenmark werden in einer Minute 144 Billionen und in einer Sekunde 2,4 Billionen rote Blutkörperchen gebildet.

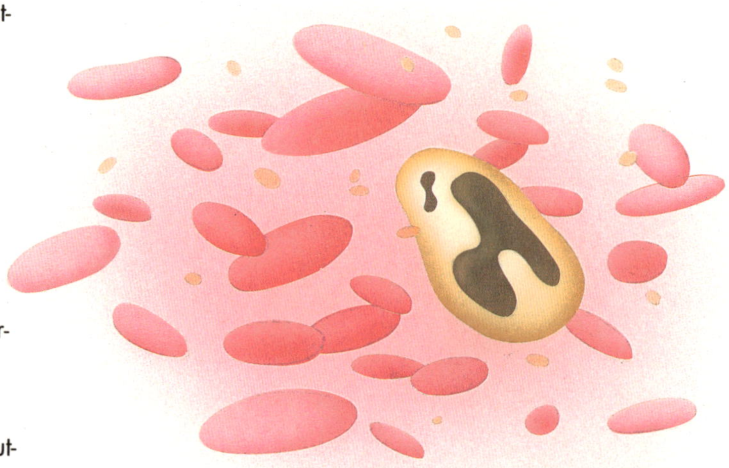

Spender Gruppe	Antigen auf Erythrozyt	Empfänger 0 – Anti A B	A – Anti B	B – Anti A	AB
0		–	–	–	–
A	A	+	–	+	–
B	B	+	+	–	–
AB	AB	+	+	+	–

– Bluttransfusion möglich, keine Verklumpung
+ Bluttransfusion unmöglich, Verklumpung

Bestimmungsort bringen und dort abladen kann. Das Blut versorgt alle Zellen ausreichend mit Sauerstoff, den wir in der Lunge einatmen, sowie Wasser und Nährstoffen, die über den Darm aufgenommen werden. Gleichzeitig transportiert es Abfallstoffe zu den Ausscheidungsorganen, Lunge, Leber und Niere. Über das Blut gelangen Hormone, die zum Beispiel für Wachstum oder Fortpflanzung wichtig sind, zu ihren Wirkungsstätten. Darüber hinaus übernimmt das Blut bei der Temperaturregelung als Kühlwasser die Aufgabe, überschüssige Wärme an die Oberfläche in die Haut zu transportieren, um sie dort abzugeben. Andererseits wirkt das Blut wie eine Zentralheizung und beliefert alle Körperregionen mit der gewünschten Wärme. Und schließlich gibt es noch die weißen Blutkörperchen, die »Kampfzellen«, und die Abwehrstoffe, die sogenannten Antikörper, die Krankheitserreger wie Bakterien und Viren außer Gefecht setzen.

Wie setzt sich unser Blut zusammen?

Die fünf bis sechs Liter Blut eines erwachsenen Menschen setzen sich zu 45 % aus den Blutkörperchen, und zu 55 % aus Blutplasma, der gelblichen Blutflüssigkeit, zusammen. Das Plasma besteht zu 90 % aus Wasser, in dem unter anderem verschiedene Eiweiße, Traubenzucker (Glukose), Vitamine oder Kochsalz gelöst sind. Etwa die Hälfte eines Fußballplatzes könnte man mit den roten Blutkörperchen (Erythrozyten) auslegen. Sie enthalten den roten Blutfarbstoff, das Hämoglobin, mit dem sie Sauerstoff von der Lunge in alle Gewebe und Kohlendioxid wieder zurück zur Lunge transportieren. Die weißen Blutkörperchen oder Leukozyten sind die Gesundheitspolizei. Die »Leukos« können eingedrungene Übeltäter wie krankmachende Bakterien oder Fremdkörper buchstäblich auffressen und damit unschädlich machen. Ferner gibt es noch die Blutplättchen oder Thrombozyten, die eine wichtige Rolle bei der Blutgerinnung spielen.

Im Plasma sind Stoffe, Agglutinine, enthalten, die bei Unverträglichkeit der Blutgruppen die roten Blutkörperchen verklumpen lassen. Keine Gefahr besteht beim Vermischen gleicher Blutgruppen, also A mit A, B mit B. Außerdem kann Spenderblut mit der Blutgruppe 0 mit Blut der Gruppen A, B und AB kombiniert werden und ein Empfänger mit der Blutgruppe AB Blut der Gruppen 0, A und B empfangen.

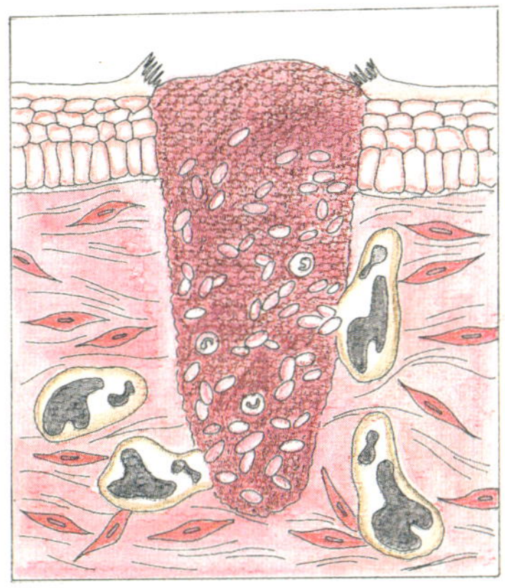

Wie unser Blut gerinnt : Es dauert nur ein bis drei Minuten bis nach einem Picks in den Finger das Leck wieder geschlossen ist. Bei jeder Verletzung ziehen sich sofort die geschädigten Blutgefäße zusammen. Die Blutplättchen bilden als »Erste Hilfe-Maßnahme« einen Pfropf. Um das Gefäß vollständig zu verschließen, wird jetzt ein Blutgerinnsel gebraucht. Zu diesem Zweck reagieren Gerinnungsstoffe im Blut mit Stoffen aus den Blutplättchen und es wird ein feines Netz von Fibrinfäden »gesponnen«. Darin verheddern sich weitere Thrombozyten, rote und weiße Blutkörperchen. Zum Schluß wird der Defekt von einer Kruste abgedichtet, die man nicht abzupfen sollte, damit darunter die Wunde richtig abheilen kann.

8. Herz und Blutkreislauf

Herzallerliebste Menschen liegen uns am Herzen. Ihre Ratschläge nehmen wir uns zu Herzen. Vielleicht müssen wir unserem Herzen zuerst einen Stoß geben. Auf jeden Fall ein Herzenswunsch, der in Erfüllung geht, läßt unser Herz höher schlagen. In Sachen Herzensangelegenheiten könnt ihr, wenn ihr Euer Herz dafür entdeckt habt, noch viele solcher Redewendungen nach Herzenslust ausfindigmachen. Offensichtlich spielt das Herz nicht nur im Blutkreislauf eine wichtige Rolle.

Großer und kleiner Kreislauf

In einem in sich geschlossenen Röhrensystem ohne Anfang und Ende wird das Blut im Kreis durch unseren ganzen Körper gepumpt. Die Rohrleitungen heißen Blutgefäße. Sie funktionieren wie Einbahnstraßen und lassen das Blut immer nur in einer Richtung passieren.

Den Blutkreislauf kann man sich wie eine Achterfigur vorstellen. Im Schnittpunkt sitzt das Herz – ein leistungsfähiger Motor, der den roten Saft über einhundert Jahre lang ohne Pause in Bewegung halten kann. Von der rechten Herzhälfte wird das dunkelrote, sauerstoffarme Blut zu den Lungen befördert. Hier gibt es Kohlendioxid an die Atemluft ab und tankt Sauerstoff auf. Sauerstoffreich und deshalb hellrot fließt das Blut zur linken Herzhälfte, von wo aus das frische Blut durch den ganzen Körper gepumpt wird.

Das Blut wird unterschiedlich auf die Organe verteilt, wobei eine Mindestdurchblutung gesichert sein muß. Das Gehirn und der Herzmuskeln müssen ständig ausreichend mit Blut versorgt werden. Nach dem Essen strömt ein Großteil des Blutes während der Verdauung zu Leber, Magen und Darm. Bei körperlicher Anstrengung, zum Beispiel beim Sport, werden dagegen die Skelettmuskeln stark durchblutet. Deshalb ist es sinnvoll, dem Körper nach dem Essen ein wenig Ruhe zu gönnen.

Schließlich trifft das Blut nach einem weiten Weg dunkel und mit viel Kohlendioxid beladen in der rechten Herzhälfte wieder ein und das Spiel beginnt von vorne.

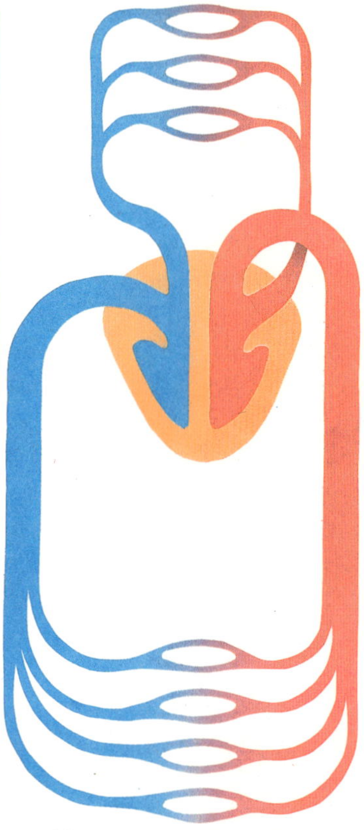

Der kleine Kreislauf beschreibt die kurze Strecke, die das Blut vom rechten Herz durch die Lunge und wieder zum linken Herz zurücklegt. Unter dem großen Kreislauf versteht man den weiten Weg des Blutes durch unseren Körper.

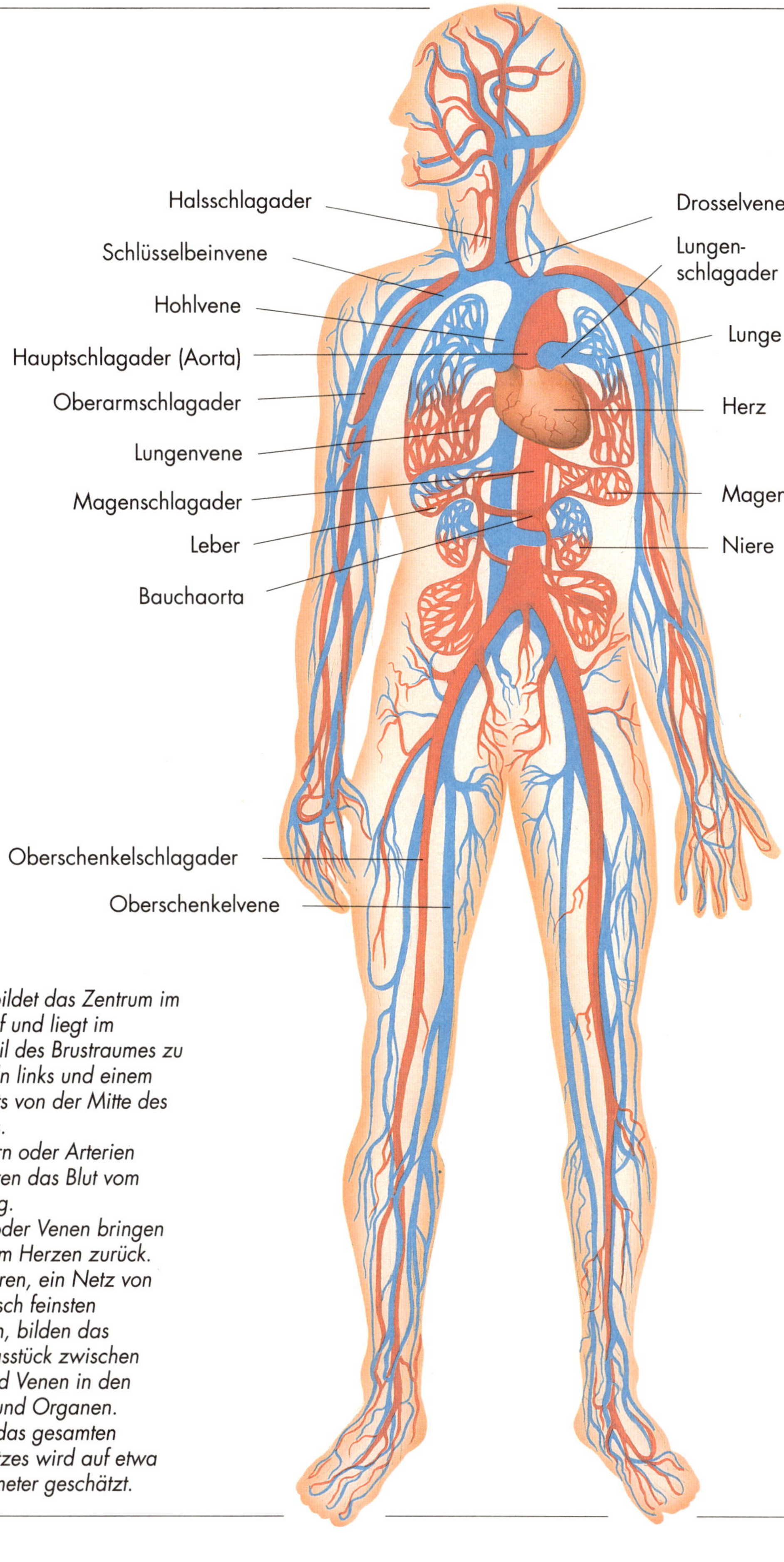

Das Herz bildet das Zentrum im Blutkreislauf und liegt im mittleren Teil des Brustraumes zu zwei Dritteln links und einem Drittel rechts von der Mitte des Brustkorbes.
Schlagadern oder Arterien transportieren das Blut vom Herzen weg.
Blutadern oder Venen bringen das Blut zum Herzen zurück.
Die Kapillaren, ein Netz von mikroskopisch feinsten Blutgefäßen, bilden das Verbindungsstück zwischen Arterien und Venen in den Geweben und Organen.
Die Länge das gesamten Streckennetzes wird auf etwa 1300 Kilometer geschätzt.

Durch die obere und untere Hohlvene gelangt das dunkle, sauerstoffarme Blut in den rechten Vorhof, von dort kommt es in die rechte Kammer und wird über die Lungenarterie in die Lunge gepumpt. Die Lungenvenen transportieren das hellrote, sauerstoffreiche Blut wieder zum linken Vorhof. Von dort strömt es in die linke Kammer, aus der das Blut über die Körperschlagader wieder in den Körper gepumpt wird.

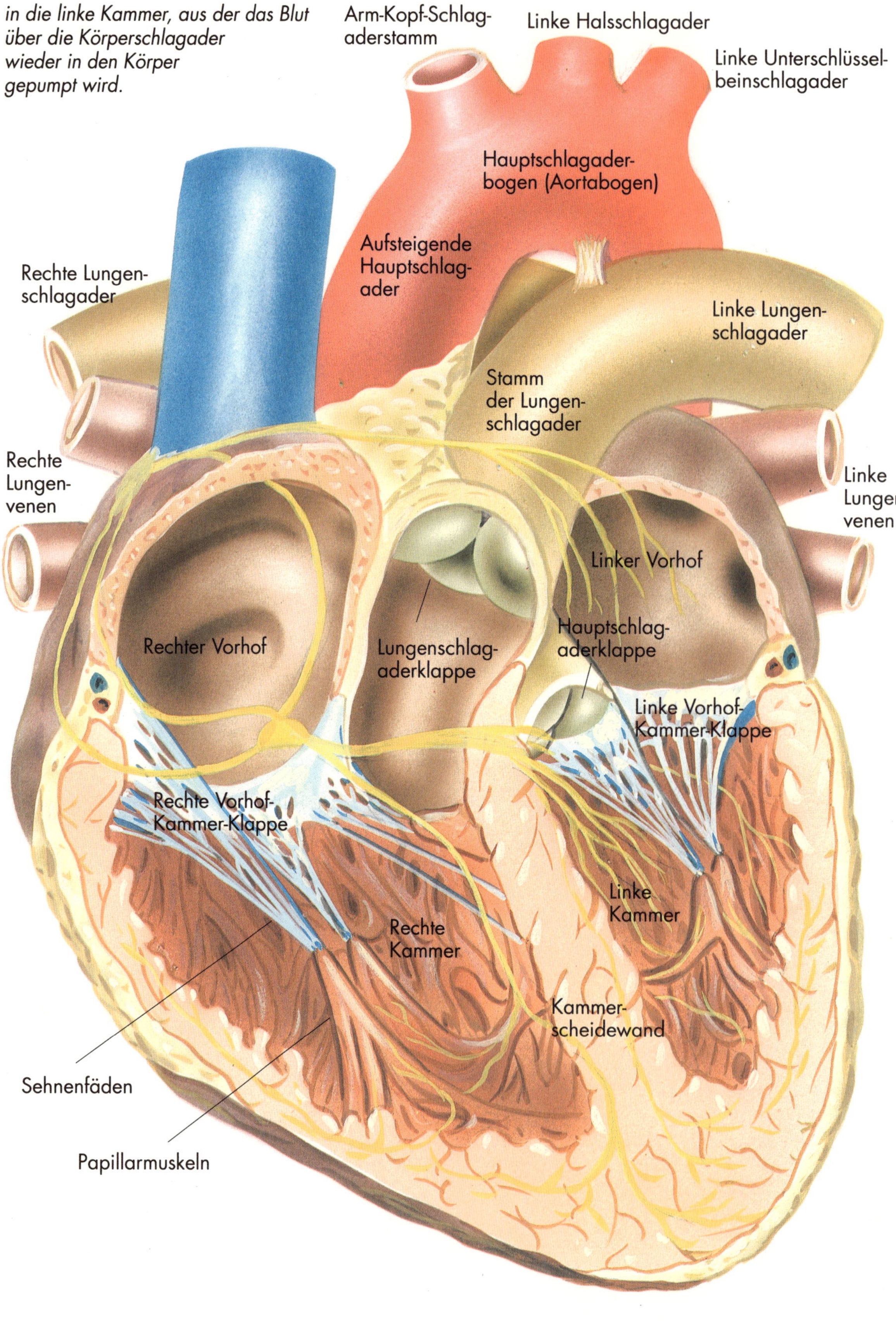

Das Herz als Pumpe

Mit einem Lebkuchen-, Schokoladen- oder gar dem Spielkartenherzen hat unser Herz wenig Ähnlichkeit. Vielmehr gleicht es einem abgerundeten Kegel. Das Herz eines Menschen ist etwa so groß wie das anderthalbfache seiner zusammengeballten Faust und am Körpergewicht mit etwa 0,5 % beteiligt. Beim Erwachsenen wiegt es ungefähr 250 bis 300 g. Der kräftige Herzmuskel besitzt vier hohle Innenräume, den rechten und linken Vorhof sowie die rechte und linke Kammer. Ventile, die sogenannten Herzklappen, stellen sicher, daß das Blut immer in der gleichen Richtung das Herz durchströmt.

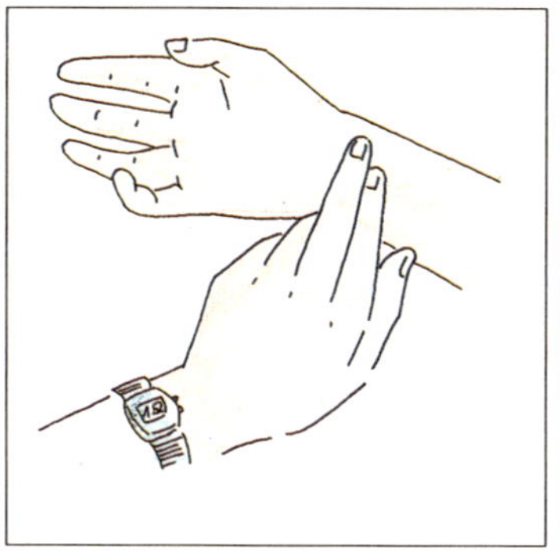

Legt man die Fingerspitzen an die Unterseite des Handgelenks, kann man die Herzschläge (den Puls) zählen.
In Ruhe schlägt unser Herz etwa siebzigmal pro Minute, umgerechnet auf den Tag sind das rund 100000 Herzschläge. Bei einem neugeborenen Baby macht das Herz in der Minute ungefähr 150 Schläge.

Die Herztöne

Die charakteristischen Herztöne entstehen bei jedem Herzschlag durch das Schließen der Klappen. Legt man das Ohr auf die Brustwand – der Arzt nimmt dafür das Stethoskop – kann man sie hören, zuerst ein dumpfes, langes und kurz darauf ein kurzes, helles Geräusch – etwa so: »booloc«.

Der Blutdruck

Bei jeder gründlichen Untersuchung mißt der Arzt auch den Blutdruck des Patienten. Dafür legt er eine aufblasbare Manschette um den Oberarm und liest an dem Blutdruckmeßgerät zwei Werte ab – einen oberen und einen unteren. Unser Blutdruck ist während der Systole maximal, wenn sich die Herzkammern zusammenziehen und Blut in den Körper gepumpt wird (systolischer Blutdruck). Er ist am niedrigsten in der Diastole (diastolischer Blutdruck). Der normale Blutdruck für junge Menschen zum Beispiel beträgt 120/80. Das heißt, der systolische Blutdruck beträgt 120 mm Hg und der diastolische 80 mm Hg (mm Hg gibt die Höhe der Quecksilbersäule in der Röhre des Meßgerätes an).

Wie bei einem ein Baum, dessen Zweige immer dünner werden, verzweigen sich Arterien und werden dabei enger und enger. Die kleinsten Arterien, die Arteriolen, münden in die Kapillaren, die sich wieder zu Venulen und diese wiederum zu Venen zusammenschließen. Die Kapillaren nennt man auch Haargefäße. Sie sind aber viel dünner als ein Haar.

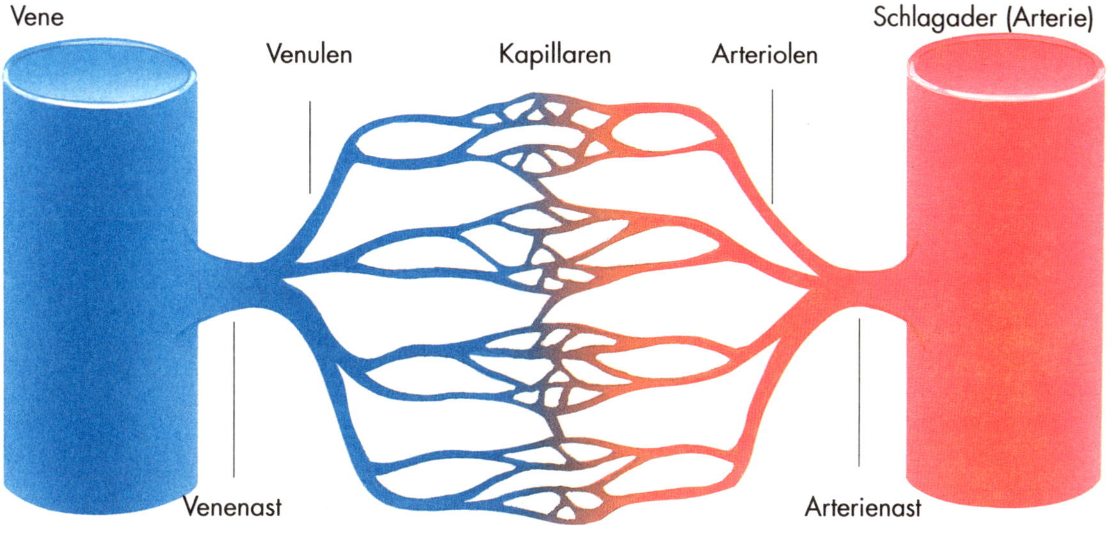

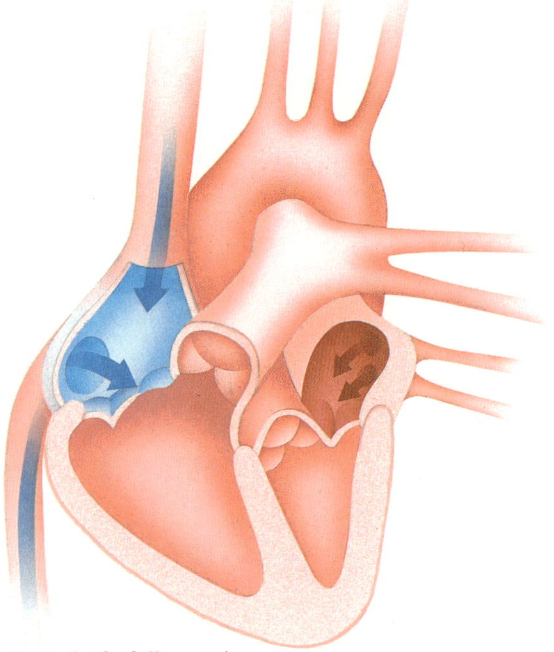

1) Vorhöfe füllen sich

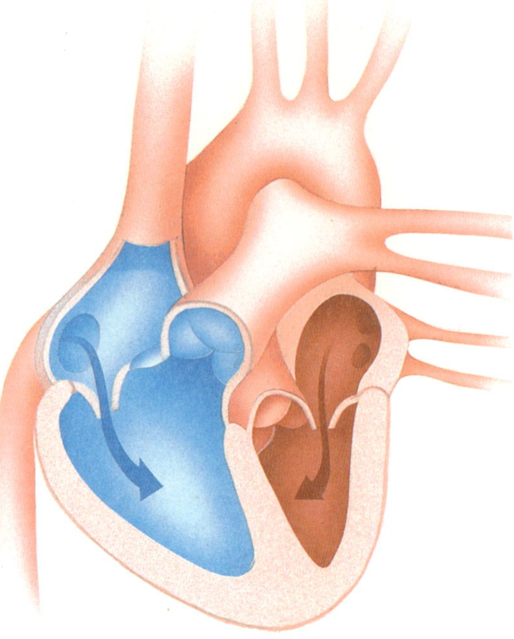

2) Kammerklappen offen, Kammern füllen sich

Die vier Aktionsphasen des Herzzyklus. Rot ist sauerstoffreiches und blau sauerstoffarmes Blut. Übrigens die Kammern werden nicht völlig leergepumpt. Befinden wir uns in Ruhe, bleibt am Ende der Systole, der Auswurfphase, ein Restvolumen von 70 ml Blut zurück.

Der Herzschlag

Der Herzschlag, bei dem sich der Herzmuskel zusammenzieht, das Blut in die großen Schlagadern wirft und wieder erschlafft, dauert weniger als eine Sekunde. Wenn der Mensch ruht, werden bei jedem Schlag etwa 70 ml ausgeworfen. In der Stunde macht das fünf Liter. Das Herz kann seine Förderleistung je nach körperlicher Arbeit oder Trainingszustand um das Fünf bis Sechsfache steigern.

So pumpt unser Herz:

1. Wenn sich das Herz entspannt – man nennt diesen Zustand auch Erschlaffungsphase oder Diastole – füllen sich rechter und linker Vorhof mit Blut. 2. Dann öffnen sich die Vorhof-Kammer-Klappen, die Vorhöfe ziehen sich zusammen und das Blut strömt in die linke und rechte Herzkammer. 3. Jetzt ziehen sich die Kammern zusammen, das Lungenschlagaderventil und das Hauptschlagaderventil öffnen sich und von der rechten Herzkammer wird das sauerstoffarme Blut zu den Lungen und von der linken Kammer das sauerstoffreiche in den Körper gepumpt. 4. In der Diastole füllen sich die Vorhöfe wieder mit Blut...

Die Transportwege: Schlagadern und Venen

Die Kapillaren sind für die Versorgung der Gewebe und Organe zuständig. Denn hier findet der Austausch von Sauerstoff, Kohlendioxid, Nähr- und Schlackenstoffen statt. Die Zubringerstraßen sind die Hauptschlagader und die Arterien. Sie haben die Aufgabe, das sauerstoffreiche Blut im Körper zu verteilen. Die Venen sammeln das Blut wieder ein und transportieren es zum Herz zurück.

Im Prinzip sind Arterien und Venen gleich gebaut, und doch gibt es Unterschiede. Mit hohem Druck wird das Blut vom

Schwerverletzte Unfallopfer brauchen häufig dringend eine Bluttransfusion. Dafür hält man in Blutbanken Spenderblut, das in Flaschen abgefüllt und gekühlt aufbewahrt wird, vorrätig. Beim Blutspenden werden maximal ein halber Liter Blut abgenommen. Mindestens acht bis zehn Wochen sollte man bis zum nächsten Blutspendetermin verstreichen lassen.

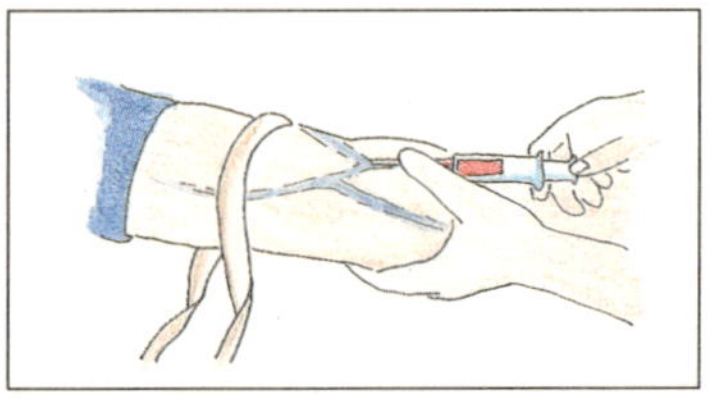

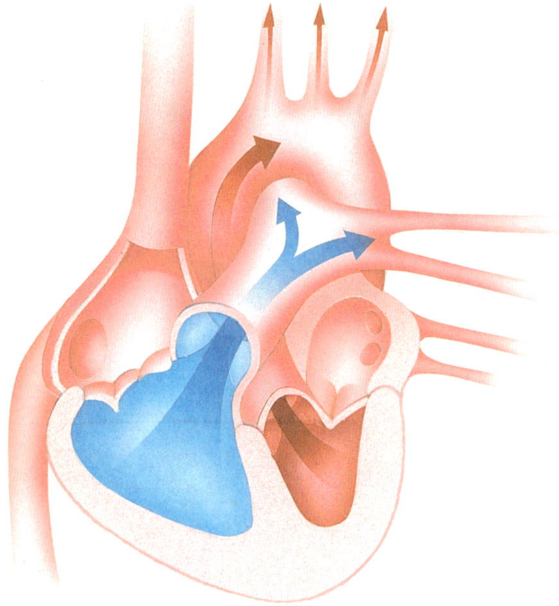

3) Kammern kontrahieren sich

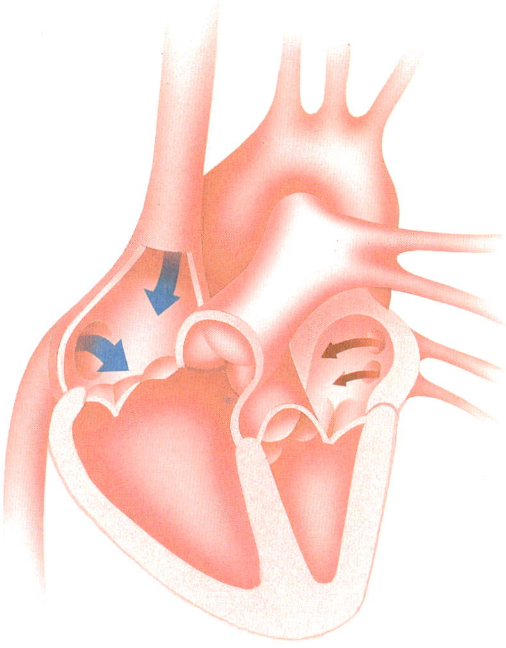

4) Kammern entspannen sich

Herzen herausgeworfen. Deshalb brauchen die Arterien dicke, kräftige Wände, um dem hohen Blutdruck standzuhalten. In den Venen strömt das Blut nur unter einem ganz niedrigen Druck dem Herzen zu. Deswegen haben Venen viel dünnere, nicht so kompakte Wände.

In den Venen – besonders häufig in den Beinen – sind Klappen eingebaut, die wie Baggerschaufeln in das Innere hineinragen und garantieren, daß das Blut zum Herzen fließt. Venen lassen sich leicht zusammendrücken, so unterstützen auch Muskeln, die sich zusammenziehen, und die Pulswellen von benachbarten Arterien den Rücktransport.

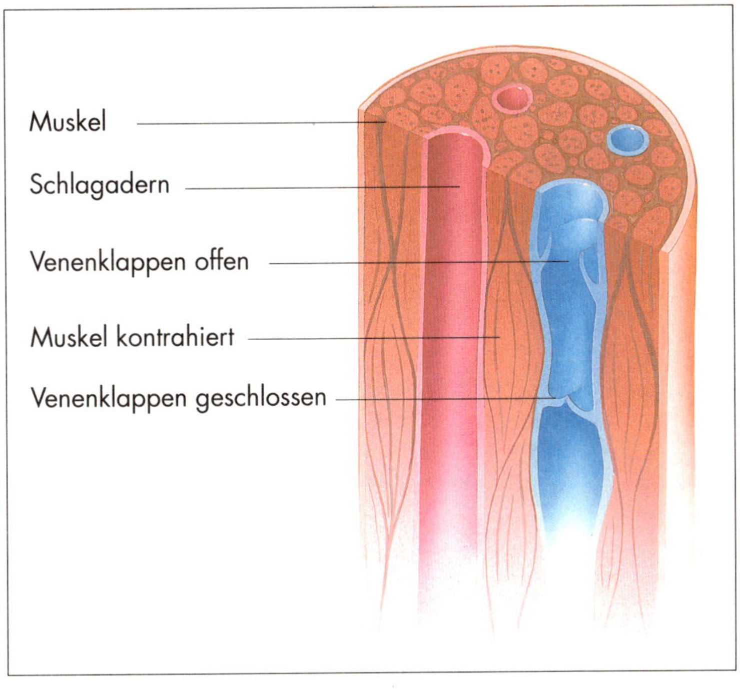

Wie schnell fließt unser Blut?

In der Hauptschlagader bis zu 70 cm pro Sekunde! In den Arteriolen legt das Blut nur noch zwei bis fünf Zentimeter und in den Kapillaren ganze 0,03 cm in der Sekunde zurück.

Unser Herz reagiert sofort, wenn durch den Körper mehr Blut gepumpt werden muß. So wird unser Puls, zum Beispiel beim Radfahren, Schwimmen oder Bergsteigen, schneller, damit unsere Muskeln ausreichend mit Blut, das den notwendigen Sauerstoff mitbringt, beliefert werden.

9. Das System der Lymphe

Zum Stoffaustausch zwischen Blut und Zellen werden täglich rund 20 Liter Flüssigkeit durch die dünnen Wände der Blutkapillaren ins Gewebe abfiltriert. Der größte Teil, rund 18 Liter, wird rasch wieder ins Blut zurückgesaugt. Die restlichen zwei Liter machen als Lymphe einen Umweg durch das Lymphgefäßsystem, ehe sie den Blutkreislauf wieder erreichen. Die Lymphe spielt auch eine wichtige Rolle bei der Fettaufnahme, indem sie die Fette aus dem Darm aufnimmt und zum Blut transportiert.
Die hanfkorn- bis bohnengroßen Lymphknoten, die in den Lymphbahnen eingeschaltet sind, fressen von der Lymphe mitgebrachte Krankheitserreger, Zelltrümmer, Fremdstoffe und Fremdkörper auf und werden deshalb auch als »Kläranlagen des Abwassersystems« bezeichnet. Wenn die Lymphknoten einer Infektion nicht mehr Herr werden, können sie selbst erkranken. So kann zum Beispiel ein eitriger Daumen zur schmerzhaften Entzündung des Achsellymphknotens führen. Dieser ist dann geschwollen und hart und kann vom Arzt getastet werden.
In den Lymphknoten werden die Lymphozyten, eine Art weißer Blutkörperchen, gebildet. Die Lymphozyten, deren Anzahl sich bei einer Infektion stark vermehrt, bilden Abwehrstoffe, sogenannte Antikörper, gegen eingedrungene Krankheitserreger. Zum Kampf bereit schwärmen sie über die Lymphgefäße aus in die Blutbahnen. Wenn die Störenfriede besiegt sind, merken sich manche Lymphozyten als »Gedächtniszellen«, wie dieser spezielle Antikörper gebildet wird. Bei einem erneuten Kontakt mit diesen Erregern kann die Produktion sofort wieder angekurbelt werden und die Krankheit kommt nicht mehr zum Ausbruch. Bei bestimmten Erkrankungen hält dieser Schutz ein Leben lang. Deshalb erkranken wir nur einmal an Masern oder Mumps und bleiben danach zeitlebens immun. Neben den Lymphknoten gehören zum lymphatischen System noch weitere Organe wie die Milz, die Mandeln oder der Wurmfortsatz, allgemein als Blinddarm bekannt. Sie alle haben die Aufgabe, Lymphozyten zu bilden und zu verhindern, daß sich Infektionen im Körper ausbreiten.

Das Lymphgefäßsystem beginnt blind mit einem Netz von Lymphkapillaren. Wie bei den Venen sind bei den abführenden Lymphgefäßen Klappen eingebaut, damit die Lymphe immer nur in eine Richtung fließen kann.

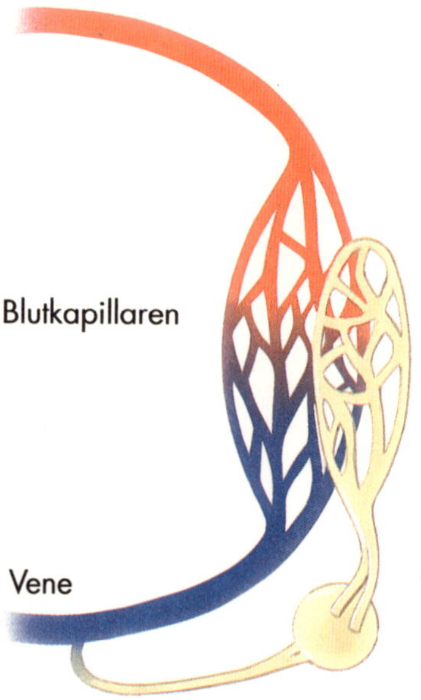

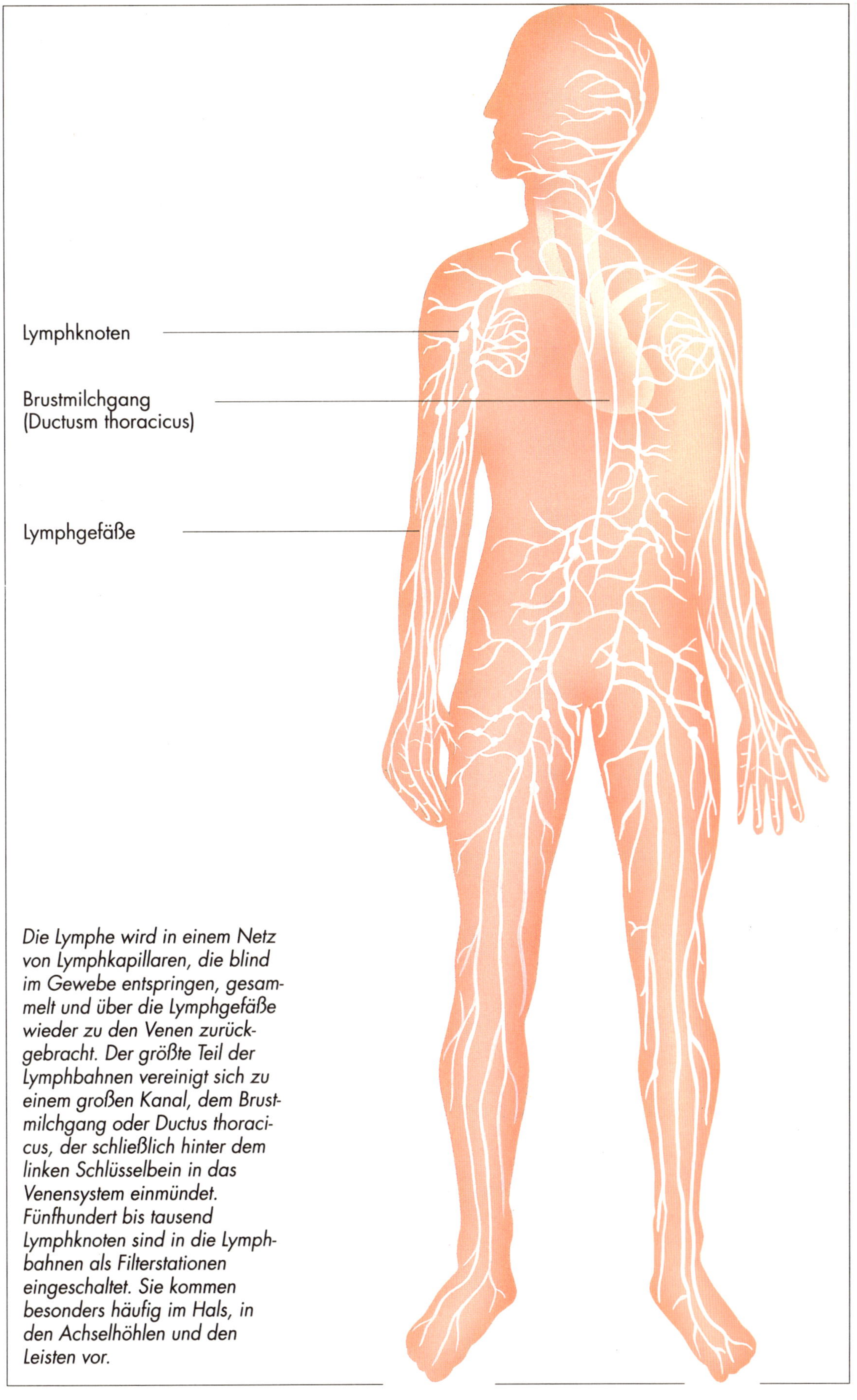

Die Lymphe wird in einem Netz von Lymphkapillaren, die blind im Gewebe entspringen, gesammelt und über die Lymphgefäße wieder zu den Venen zurückgebracht. Der größte Teil der Lymphbahnen vereinigt sich zu einem großen Kanal, dem Brustmilchgang oder Ductus thoracicus, der schließlich hinter dem linken Schlüsselbein in das Venensystem einmündet. Fünfhundert bis tausend Lymphknoten sind in die Lymphbahnen als Filterstationen eingeschaltet. Sie kommen besonders häufig im Hals, in den Achselhöhlen und den Leisten vor.

10. Die Atmung

Die Energie, die wir zum Laufen, Lesen, Schreiben, Musizieren, Fußballspielen, Bergsteigen, kurz, zum Leben brauchen, gewinnt unserer Körper, indem er die aufgenommenen Nahrungsstoffe verbrennt. Und für das »Feuer« braucht er Sauerstoff. Wir nehmen Sauerstoff mit der Atemluft auf. Über die Lunge wandert dieser ins Blut, das den Transport zu allen Körperteilen übernimmt. Aus dem Blut gelangt der Sauerstoff in die Körperzellen. Bei der Verbrennung entsteht in den Zellen als Abfallprodukt Kohlendioxid, das der Körper nicht verwerten kann. Deshalb wird Kohlendioxid mit dem Blut zu den Lungen transportiert und dort ausgeatmet.

Wieviel Luft braucht der Mensch

Die Luft, die wir einatmen, enthält etwa 21 Prozent Sauerstoff und 0,03 Prozent Kohlendioxid. Bei der Ausatmungsluft ist der Sauerstoffgehalt auf rund 17 Prozent gesunken, während sich der Anteil an Kohlendioxid auf vier Prozent erhöht hat. In der Regel atmen wir automatisch. Das Atmungszentrum im verlängerten Rückenmark kontrolliert und steuert, wie oft und wie schnell wir atmen müssen.

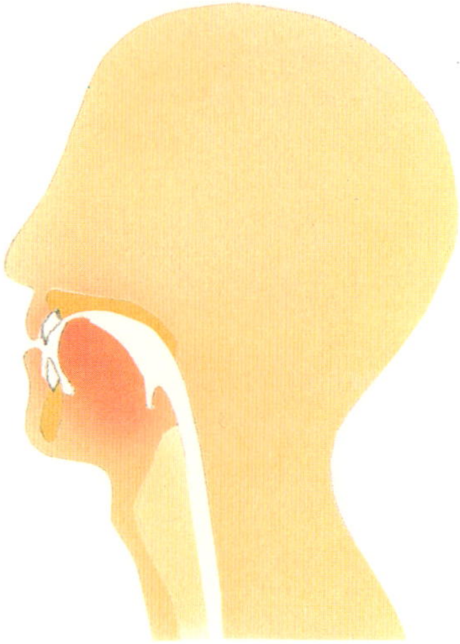

Töne und Geräusche werden im Kehlkopf mit Hilfe der Stimmbänder erzeugt, die von der Ausatmungsluft in Schwingungen versetzt werden. Im Rachenraum und Mund, in der Nasenhöhle mit den Nebenhöhlen erhalten die Töne aus dem Kehlkopf ihre Klangfarbe. Durch verschiedene Mundstellungen werden bestimmte Laute gebildet. Das Bild oben zeigt die Mundhöhle bei den Zahnlauten s, n, d und t.

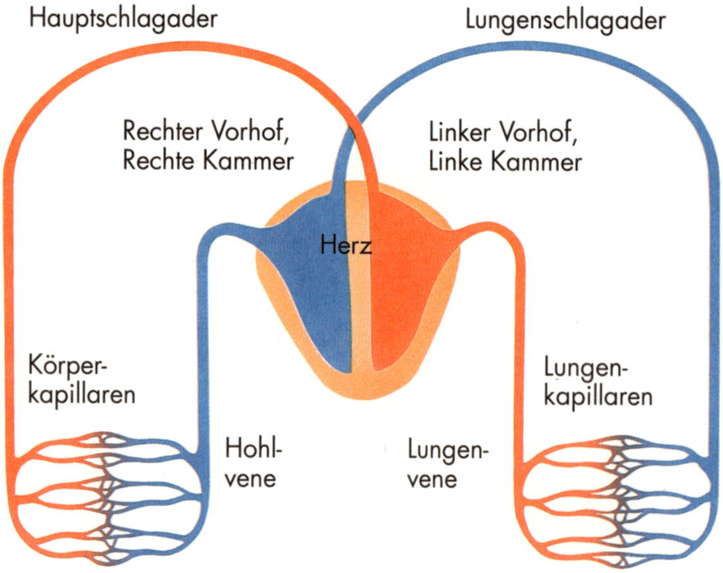

Unser Blutkreislauf setzt sich aus zwei Abschnitten zusammen: dem Körperkreislauf und dem Lungenkreislauf. Von der rechten Herzkammer wird das Blut zur Lunge befördert und nimmt dort Sauerstoff auf. Das sauerstoffreiche Blut kehrt zur linken Herzhälfte zurück und wird von der linken Kammer in alle Teile unseres Körpers gepumpt.

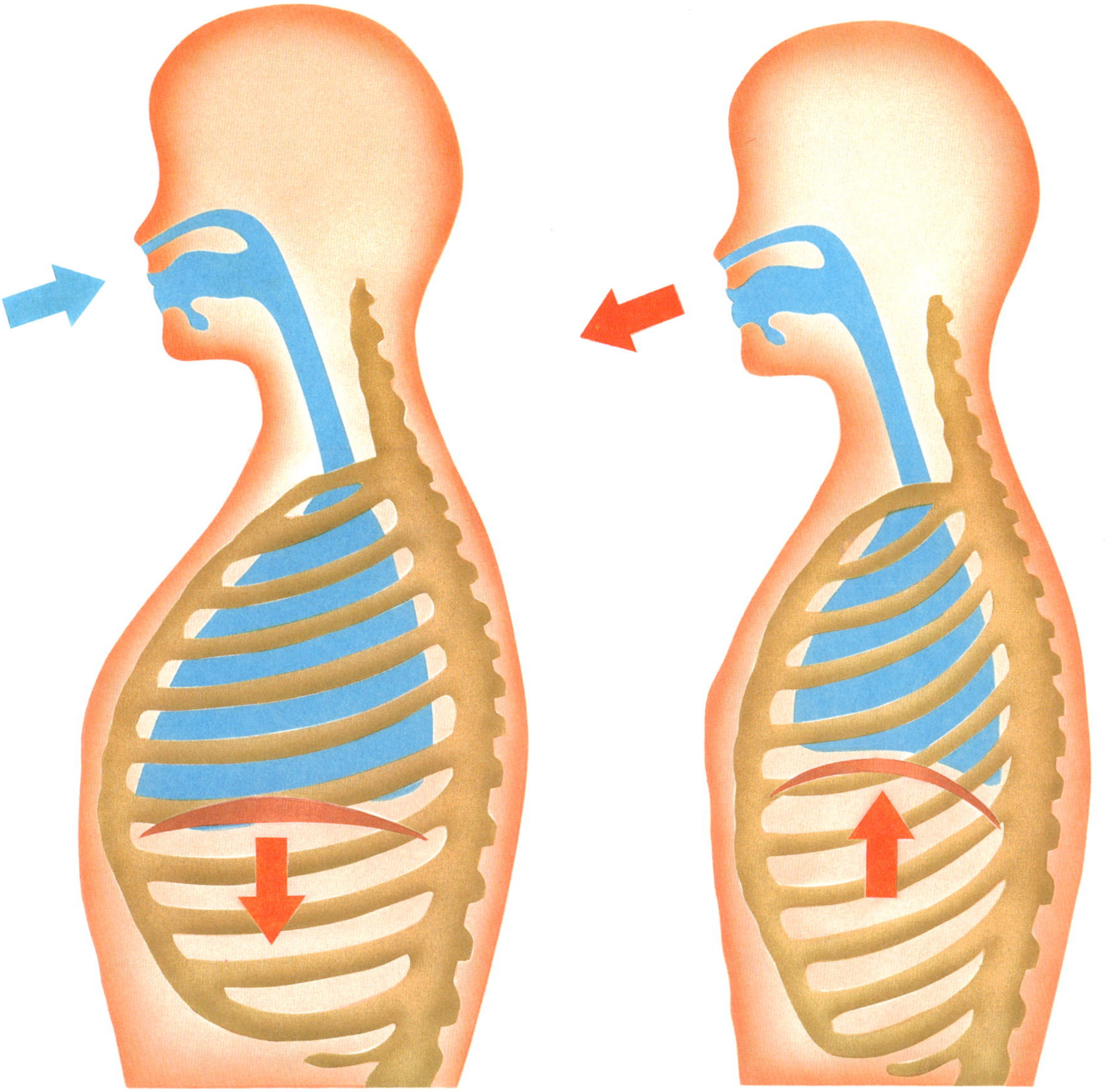

Beim Einatmen zieht sich das Zwerchfell zusammen, flacht ab und bewegt sich nach unten. Die Rippenmuskeln heben die Rippen. Dadurch wird die Brusthöhle vergrößert, die Lungen dehnen sich und füllen sich mit Luft.

Beim Ausatmen senkt sich der Brustkorb. Das Zwerchfell erschlafft und wölbt sich wieder nach oben. Die Lungen werden zusammengedrückt und die Luft nach außen herausgepreßt.

Bis zu einem gewissen Grad können wir die Atmung beeinflussen beim Reden, Husten oder durch Luftanhalten. Die meisten Menschen müssen jedoch schon nach 30 Sekunden wieder Luft schöpfen. Gut trainierte Taucher wie die Perlentaucher können sich jedoch ohne Hilfsmittel bis zu wenigen Minuten mit angehaltenem Atem unter Wasser halten. In Ruhe atmet ein Erwachsener 16mal etwa einen halben Liter Luft ein und aus. Kinder bis zum zehnten Lebensjahr machen 20 bis 25 und Säuglinge 40 bis 50 Atemzüge pro Minute. Bei körperlicher Anstrengung atmen wir schneller und auch tiefer. In Ruhe braucht ein Erwachsener etwa acht Liter Luft, beim Spazierengehen steigt der Bedarf auf 14 l und bei maximaler Anstrengung wie beim Rudersport sogar auf 140 l pro Minute. Völlig aufgepumpt enthalten unsere Lungen fünf bis sechs Liter Luft.

Die weichen, schwammartigen Lungen liegen von den Rippen geschützt in unserer Brusthöhle. Das Zwerchfell, eine Muskel-Sehnenplatte, trennt die Lungen von den Baucheingeweiden. Sie ragt im entspannten Zustand als Doppelkuppel in den Brustkorb hinein. Die Lungen selbst haben keine Muskeln, sind aber elastisch gebaut und folgen den Bewegungen von Rippen und Zwerchfell. Im Wechsel wird die Brusthöhle vergrößert und verkleinert. Dadurch können die Lungen Luft einsaugen und wieder herauspressen.

Der Weg der Atemluft

In der Nase beginnt die Reise der Atemluft, geht über den Rachen durch den Kehlkopf, den Ort unserer Stimme, setzt sich in der Luftröhre und den Bronchien fort und endet schließlich in den Lungenbläschen.
Am oberen Ende verschließt der Kehldeckel die Luftröhre beim Schlucken, damit die Nahrung dahinter und seitlich vorbei in die Speiseröhre gleitet. Wenn wir gleichzeitig essen und sprechen, ist die Gefahr groß, daß wir uns »verschlucken«. Deshalb sagt man: »Mit vollem Mund spricht man nicht.«
Die Luftröhre ist ein 10 bis 12 cm langes, biegsames Rohr, das sich, wenn wir tief einatmen, um etwa 1,5 cm verlängern kann. 16 bis 20 hufeisenförmige Knorpelspangen sorgen dafür, daß die Luftröhre immer offengehalten wird.

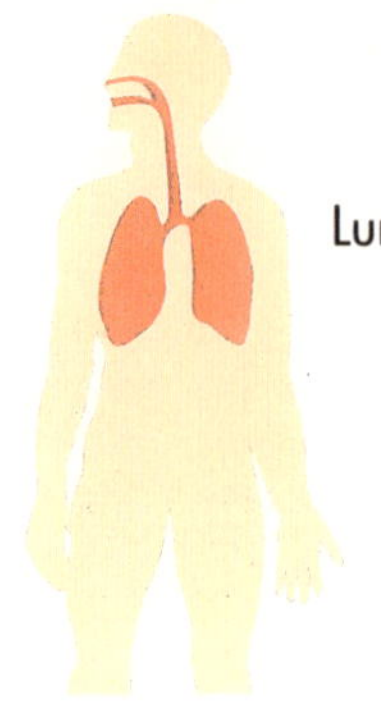

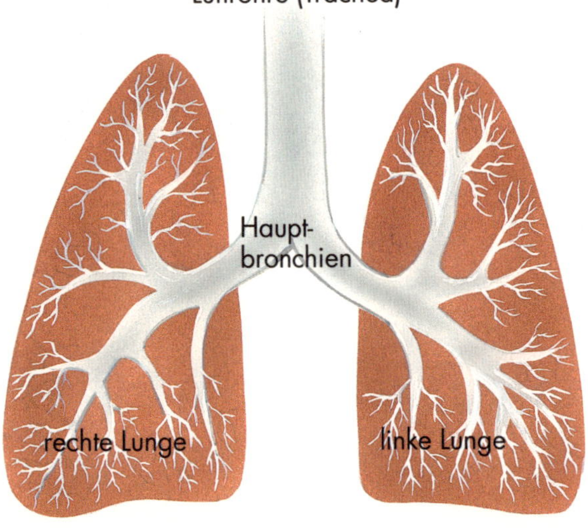

An den Bronchioli gehen dicht gedrängt die winzigen Lungenbläschen, die Alveolen, ab. Die hauchdünnen Wände der Alveolen sind von einem Netz von Haargefäßen umsponnen. Sauerstoff wandert in die Kapillaren und wird vom Blut aufgenommen, Kohlendioxid marschiert in die Lungenbläschen und wird mit der Atemluft abtransportiert. Die Anzahl der Alveolen wird auf 300 Mio. geschätzt.
Die Oberfläche aller Alveolen ergibt eine Austauschfläche von ca. 100 m^2, was der Größe einer Vierzimmerwohnung entspricht.

Die Luftröhre gabelt sich in die zwei Hauptbronchien, die zur rechten und linken Lunge führen und sich wie die Äste eines Baumes immer weiter verzweigen. Die kleinsten Zweige des Bronchialbaumes, die Bronchioli, sind so dünn, daß sie einen Durchmesser von weniger als einem Millimeter haben.

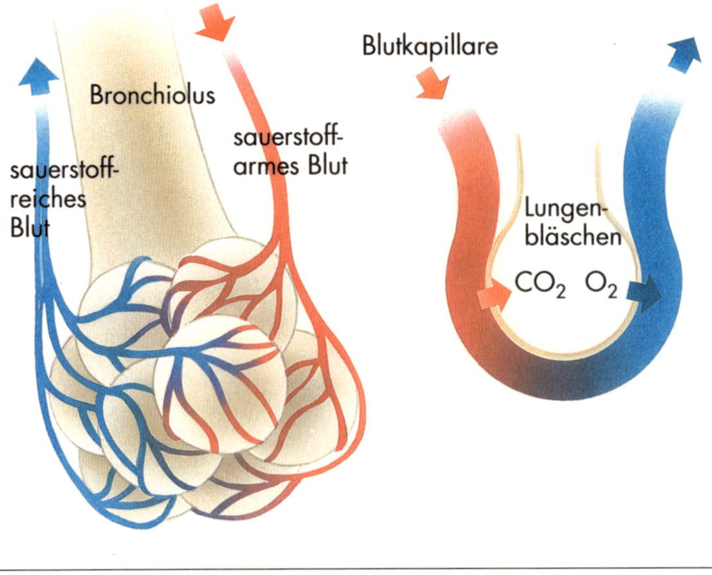

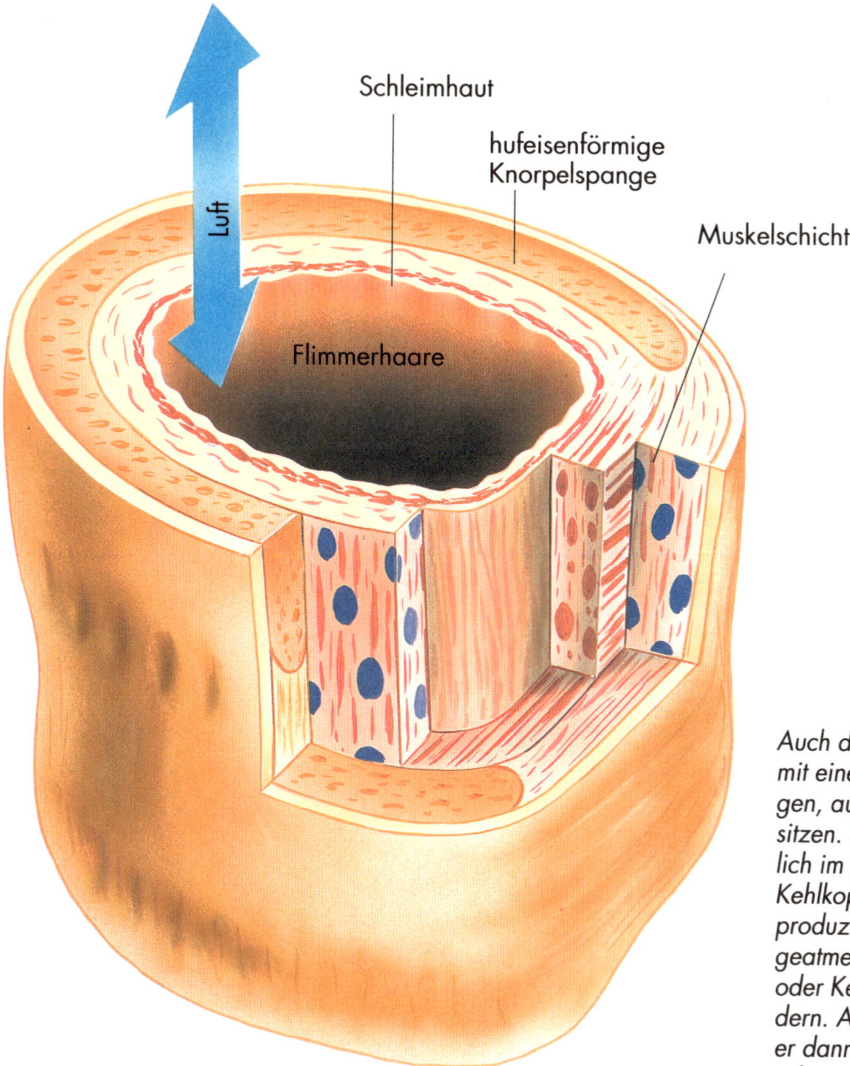

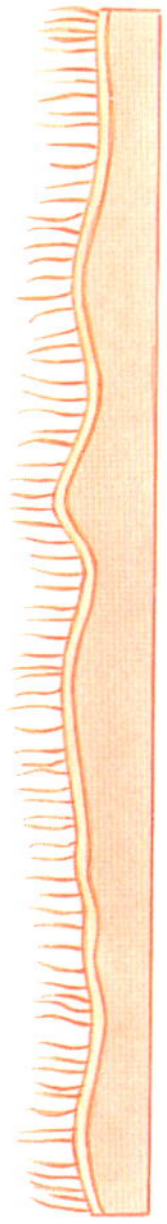

Auch die unteren Luftwege sind mit einer Schleimhaut überzogen, auf der Flimmerhärchen sitzen. Sie schlagen unaufhörlich im gleichen Takt in Richtung Kehlkopf, wodurch sie den produzierten Schleim samt eingeatmeten Fremdkörperchen oder Keimen nach oben befördern. Als »Frosch im Hals« wird er dann entweder ausgehustet oder, was meistens geschieht, einfach verschluckt.

In der Nase wird die Luft angefeuchtet, erwärmt und gereinigt. Die Haare in den Nasenlöchern fangen gröbere Teilchen oder auch Insekten ab. Die feinen Flimmerhärchen der Nasenschleimhaut transportieren Schleim und darin gefangene Staubteilchen in Richtung Rachen.

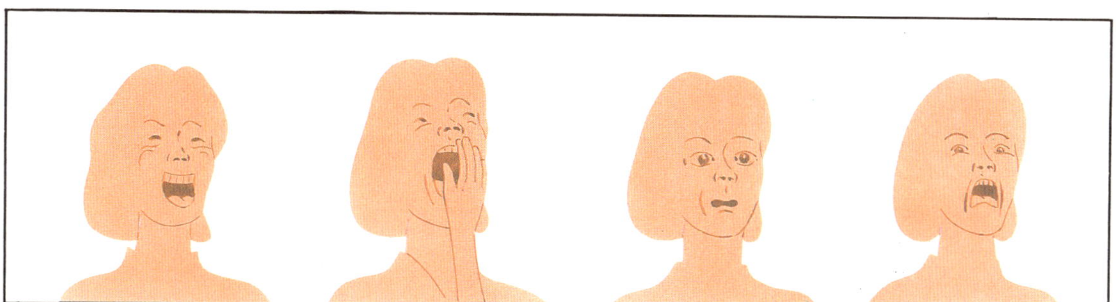

Lachen
Das Lachen ist uns angeboren. Wenn wir Spaß haben, uns freuen, wird die Luft durch plötzliche Zuckungen unseres Zwerchfells noch oben durch den Kehlkopf gestoßen.

Gähnen
Wenn wir müde sind, müssen wir gähnen. Gähnen ist ein Reflex, der ausgelöst wird, wenn wir zu flach atmen und deshalb der Sauerstoffgehalt im Körper zu niedrig wird.

Schluckauf
Plötzliche ruckartige Krämpfe des Zwerchfells bewirken den Schluckauf, wobei wir nur kurz nach Luft schnappen.
Zu hastiges Essen kann den Schluckauf verursachen.

Niesen
Mit 160 km pro Stunde wird beim Niesen die Luft durch die Nase ausgestoßen. Gleichzeitig werden Staub, Erreger oder auch Blütenpollen herausgeschleudert.

11. Hormone

Es geht um Sekunden. Ein Ball rollt auf die Fahrbahn, ein kleines Kind springt hinterher. Bremsen eines Autos quietschen – es ist noch einmal gut gegangen. Der Autofahrer hat blitzschnell reagiert. Dafür gesorgt haben Adrenalin und Noradrenalin, Hormone aus dem Nebennierenmark. Bei Gefahr, Wut, Angst oder körperlichen Belastungen versetzt Adrenalin unseren Körper in höchste Alarmbereitschaft und macht ihn dadurch sofort einsatzfähig.

Die Reaktionen auf Streß sind nur ein Beispiel für die zahlreichen Körperfunktionen, die von Hormonen gesteuert werden. Hormone regeln unter anderem den Stoffwechsel, die Verdauung, den Zuckerspiegel im Blut, den Salz- und Wasserhaushalt, das Wachstum und die Fortpflanzung.

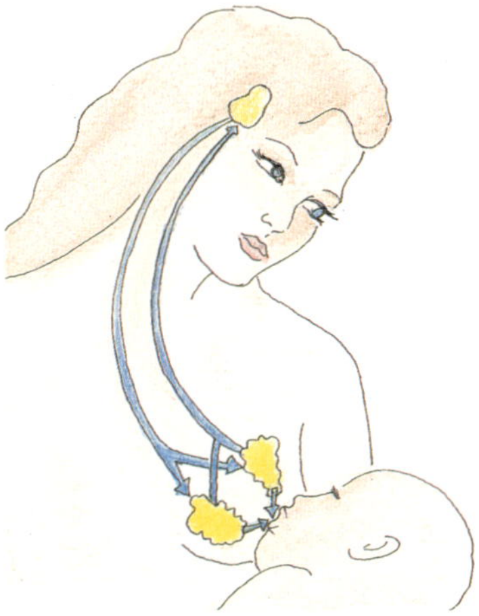

Wenn eine Mutter nach der Geburt ihr Baby an die Brust legt und saugen läßt, wird durch den Saugreiz die Milchproduktion angeregt. Die Hypophyse, die zahlreiche Funktionen im Körper steuert, schüttet zwei Hormone aus: Das Oxytocin und das Prolactin. Oxytocin preßt die Milch in die Milchgänge und fördert somit die Milchabgabe. Prolactin regt die Milchbildung an und hält die Produktion in Gang.

Endokrine Drüsen

Hormone sind chemische Botenstoffe des Körpers und werden von den sogenannten endokrinen Drüsen gebildet. »Endokrin« bedeutet nach »innen wirkend«. Von diesen Drüsen werden die Botenstoffe ans Blut abgegeben und über den Blutkreislauf zu allen Körperteilen verfrachtet.

Jedes Hormon hat eine spezifische Wirkung und ist an bestimmte »Zielzellen« adressiert. Mit einem Trick wird gesichert, daß es nur dort die aufgetragenen Reaktionen auslösen kann. Denn vergleichbar mit einem Schlüssel, der nur in seinem Schloß sperrt, paßt das jeweilige Hormon zu den maßgeschneiderten Bindungsstellen an der Bestimmungszelle.

Hormonstörungen

Störungen in der Hormonproduktion können unser Wohlbefinden wesentlich beeinträchtigen. Am weitesten verbreitet ist die Zuckerkrankheit. Die Bauchspeicheldrüse produziert nicht genug Insulin, das den Zucker in die Zellen befördert. Der Blutzuckerspiegel steigt nach dem Essen an und kann nicht gesenkt werden. Überschreitet der Zuckergehalt im Blut die »Nierenschwelle«, wird er im Urin ausgeschieden, was sich mit Teststreifen aus der Apotheke leicht feststellen läßt. Starker Durst ist stets ein ernster Warnhinweis.

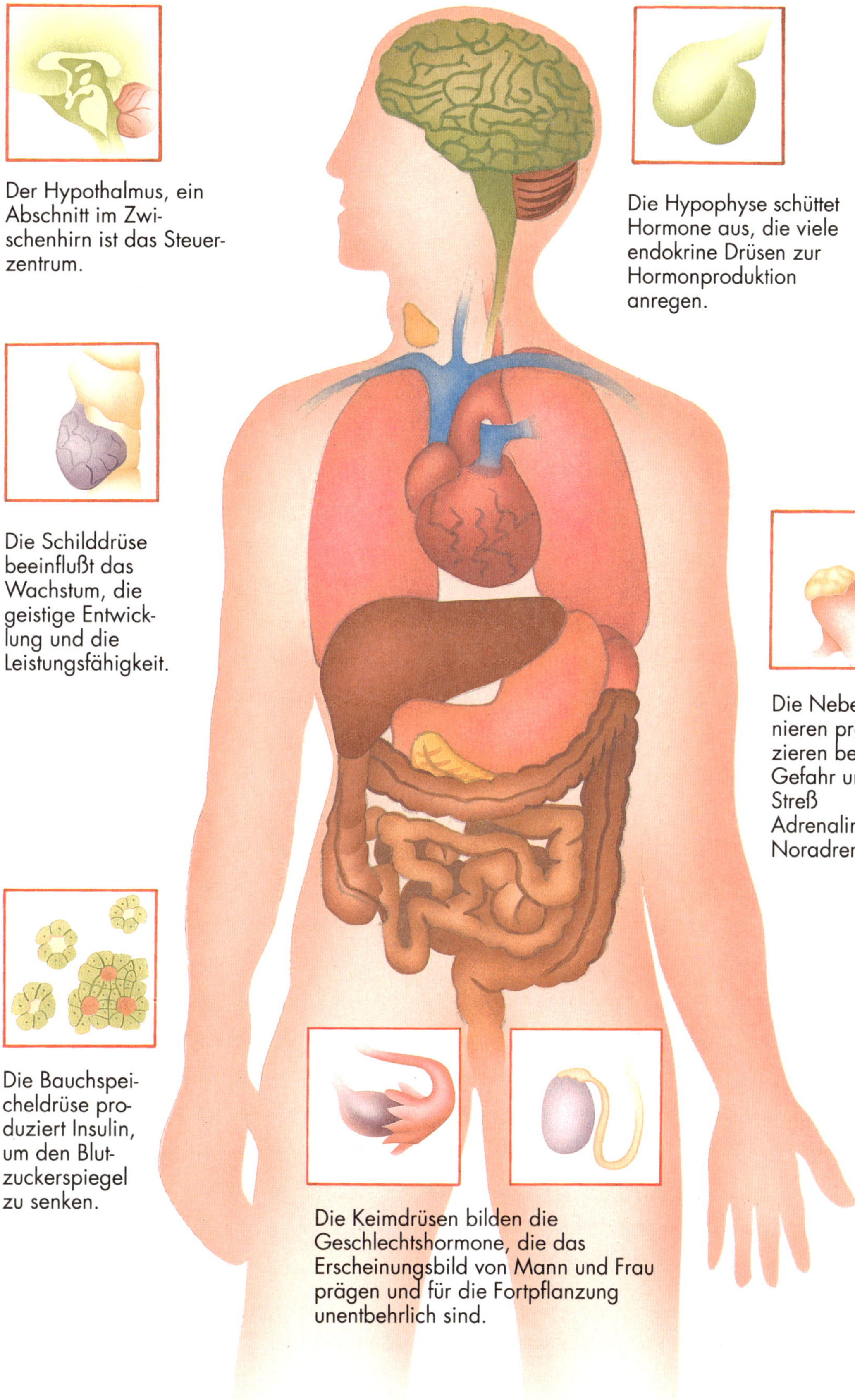

Die wichtigsten Hormondrüsen und ihre Wirkungen

12. Ernährung und Verdauung

Schon ein altes Sprichwort besagt: »Essen und Trinken hält Leib und Seele zusammen.« Ein Mensch vertilgt in seinem Leben circa sechzig Tonnen Lebensmittel. Sie enthalten die Nährstoffe, die unser Körper als Brenn- und Baustoffe zum Leben braucht. Aber Essen bedeutet uns noch viel mehr. Was wäre ein Festtag ohne ein festliches Menü. Auch Geschäftsabschlüsse werden des öfteren beim Essen geschlossen. Essen und Trinken steigert unser Wohlbefinden, bringt Entspannung, Genuß und macht Spaß.

Energiegehalt einiger Getränke

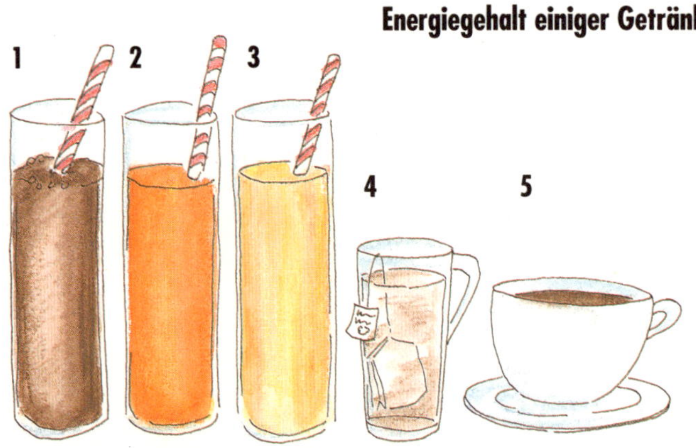

1) 1 Glas Colagetränk: 352 kJ/84 kcal
2) 1 Glas Fruchtsaftgetränk: ca. 400 kJ/100 kcal
3) 1 Glas verdünnter Fruchtsaft: ca. 200 kJ/50 kcal
4) 1 Glas Tee ohne Zucker: 0 kJ/0 kcal
5) 1 Tasse Kaffee ohne Milch und Zucker: 0 kJ/ 0 kcal

Wieviel Energie braucht der Mensch?

Rund um die Uhr verbraucht unser Körper Energie, wenn wir schlafen, gehen, laufen, stehen, arbeiten oder Sport treiben und sogar beim Essen. Der Energiebedarf nimmt mit körperlicher Anstrengung zu. Jemand, der den ganzen Tag am Schreibtisch arbeitet, braucht deshalb weniger Energie als Waldarbeiter, Hochofenarbeiter oder Hochleistungssportler, die körperliche Schwerstarbeit leisten.

Richtwerte der Deutschen Gesellschaft für Ernährung für den Kalorienbedarf von Mädchen und Jungen/Tag:

Mädchen:	Jungen:
7 - 9 Jahre, 1900 kcal	7 - 9 Jahre, 1900 kcal
10 - 12 Jahre, 2200 kcal	10 - 12 Jahre, 2300 kcal
13 - 14 Jahre, 2500 kcal	13 - 14 Jahre, 2700 kcal
5 - 18 Jahre, 2400 kcal	15 - 18 Jahre, 3000 kcal

Wasser braucht der Mensch

Täglich braucht unser Körper mindestens 1,5 l Flüssigkeit. Besonders gute Durstlöscher sind kalorien- und zuckerfreie Getränke wie Mineralwasser, aber auch ungesüßte Früchte- und Kräutertees. Kaffee und Tee ohne Milch und Zucker sind auch kalorienfrei, wegen ihrer anregenden Wirkung nur in Maßen zu trinken. Limonaden, Cola- und Fruchtsaftgetränke löschen den Durst nicht gut, weil sie zuviel Zucker enthalten. Fruchtsäfte enthalten von Natur aus auch sehr viel Zucker und sollten deshalb mit Wasser zur Hälfte verdünnt werden.

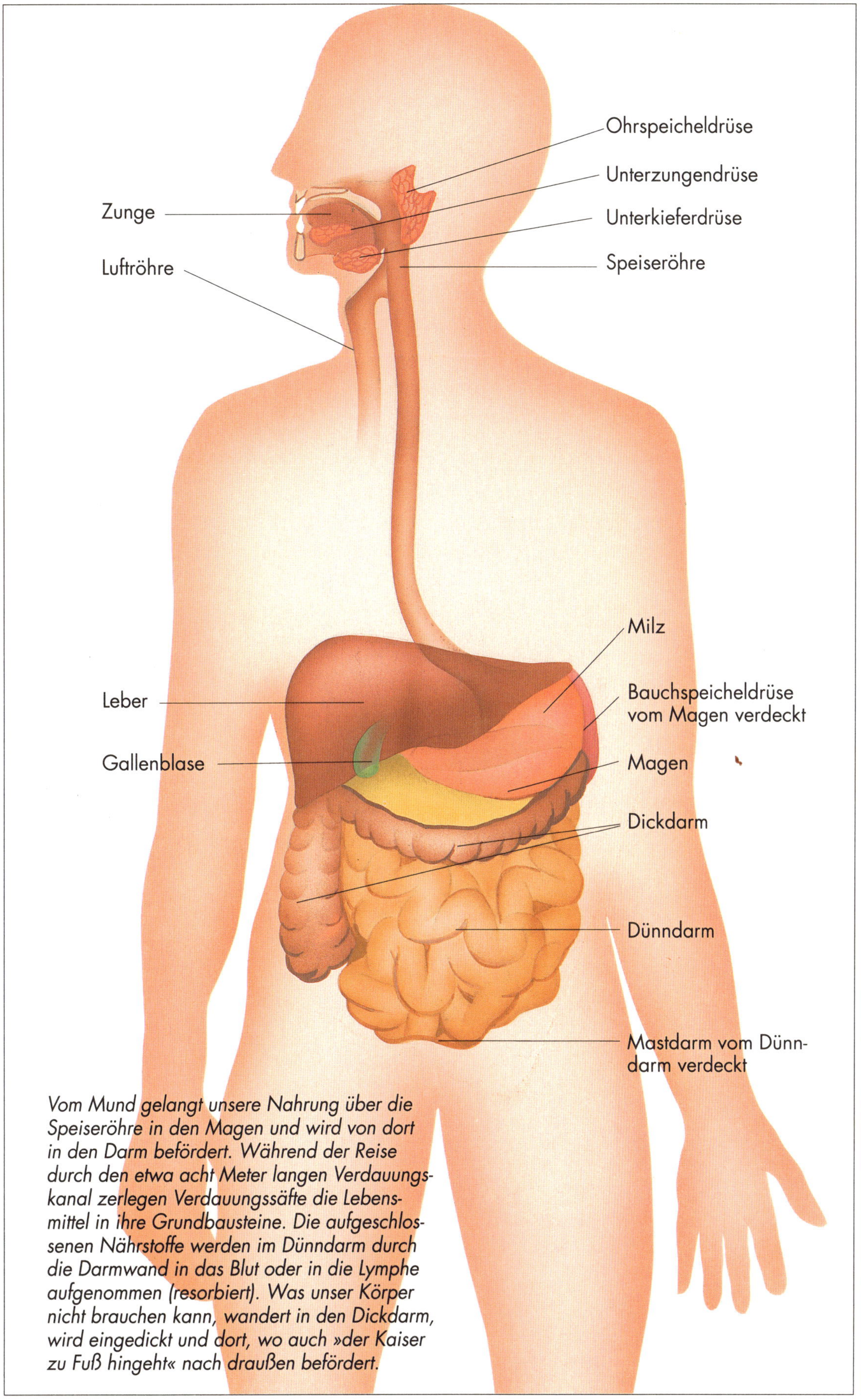

Vom Mund gelangt unsere Nahrung über die Speiseröhre in den Magen und wird von dort in den Darm befördert. Während der Reise durch den etwa acht Meter langen Verdauungskanal zerlegen Verdauungssäfte die Lebensmittel in ihre Grundbausteine. Die aufgeschlossenen Nährstoffe werden im Dünndarm durch die Darmwand in das Blut oder in die Lymphe aufgenommen (resorbiert). Was unser Körper nicht brauchen kann, wandert in den Dickdarm, wird eingedickt und dort, wo auch »der Kaiser zu Fuß hingeht« nach draußen befördert.

Die Nährstoffe – Eiweiß, Fett und Kohlenhydrate

Eiweiß braucht unser Körper als Baumaterial für Zellen und Wirkstoffe wie Hormone und Enzyme. Kohlenhydrate wie Stärke in Getreide, Kartoffeln und Gemüse sowie Zucker versorgen unseren Körper mit Energie. Fette etwa Butter, Öl oder Margarine sind ebenfalls ein wichtiger Energielieferant. Seinen Energiebedarf deckt unser Körper durch die Verbrennung von Fett und Kohlenhydraten, in Notzeiten sogar von Eiweiß. Die Energie wird als Wärme freigesetzt und in Kilokalorien (kcal) oder Kilojoule (kJ) gemessen.

Die Vitamine

Vitamine sind für unseren Körper lebensnotwendig. Da er sie aber nicht selbst herstellen kann, müssen sie regelmäßig mit unserer Nahrung zugeführt werden. Nur winzige Mengen, die unter einem Gramm liegen, sind täglich nötig. Es gibt fettlösliche und wasserlösliche Vitamine. Fettlöslich sind die Vitamine A, D, E und K. Sie können nur zusammen mit Fett vom Körper aufgenommen werden. Deshalb sollte man zum Beispiel in einem Karottensaft, der sehr viel Carotin (eine Vorstufe des Vitamin A) enthält, immer einen Schuß Sahne geben. Wasserlöslich sind die B-Vitamine wie B1, B2 oder B6 und Vitamin C. Die Vitamine haben zahlreiche Funktionen in unserem Körper zu erfüllen. So ist beispielsweise das Vitamin A für die Augen, Vitamin D für die Bildung der Knochen wichtig, Vitamin K spielt bei der Blutgerinnung und das Vitamin C bei der Abwehr von Infektionskrankheiten eine Rolle.

Ballaststoffe

Ballaststoffe sind unverdauliche Bestandteile von pflanzlichen Zellen. Sie sorgen dafür, daß Nahrungsreste schneller durch den Darm befördert werden und beugen Darmträgheit und Verstopfung vor. Ballaststoffreich sind Vollkornbrot, Naturreis und Müsli.

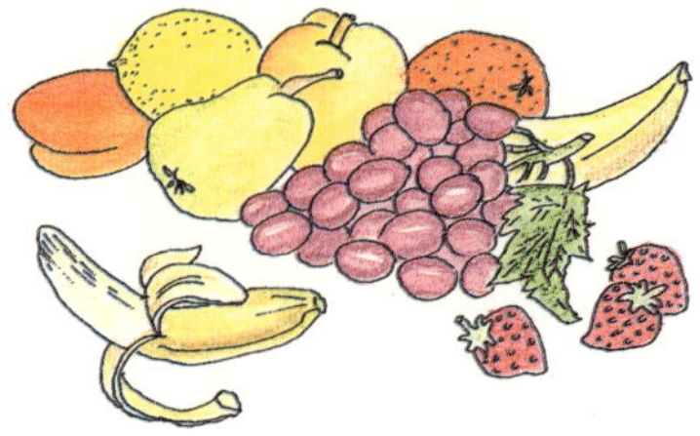

Obst ist eine hervorragende Vitaminquelle. Vitamin C zum Beispiel finden wir besonders reichlich in Orangen, Grapefruits, Kiwis, schwarzen Johannisbeeren, Erdbeeren und Sanddornbeeren.

Einige wichtige Mineralstoffe auf einem Blick

	Wozu brauchen wir sie?	Wo finden wir sie?
Kalzium	wichtig zum Bau von Knochen und Zähnen, für Blutgerinnung, für Erregbarkeit von Muskeln und Nerven	Milch, Milchprodukte und Gemüse
Phosphor	wichtig zum Aufbau der Knochen, für Gewinnung und Verwertung von Energie	Käse, Fleisch, Fisch, Wurst, Hülsenfrüchte, Getreide
Eisen	unentbehrlich zur Bildung des roten Blutfarbstoffs	Fleisch, vor allem Innereien, aber auch Gemüse, Hülsenfrüchte und Vollkornprodukte
Jod	unbedingt notwendig zur Bildung der Schilddrüsenhormone	jodiertes Speisesalz, Seefisch, wie Seelachs, Kabeljau oder Scholle.
Fluor	kommt in Knochen und Zähnen vor, härtet den Zahnschmelz, wichtig zur Vorbeugung von Karies	Seefisch, schwarzer Tee

Übergewicht und Untergewicht

Unser Gewicht bleibt gleich, wenn die mit der Nahrung zugeführte Energie dem Bedarf unseres Körpers entspricht. Wenn wir andauernd mehr Energie mit unserer Nahrung aufnehmen als unser Körper braucht, bekommen wir Übergewicht. Die überflüssige Energie wird in Fett umgewandelt und gespeichert. Folgen, mit denen sich Übergewichtige häufig herumplagen, sind Bluthochdruck, Herz- und Kreislauferkrankungen, Zuckerkrankheit oder Gicht.

Untergewicht entsteht, wenn wir zu wenig essen. Zunächst greift unser Körper auf die Energiereserven in den Fettdepots zurück. Sind diese aufgebraucht, wird die Körpersubstanz angegriffen.

Praktischer Tip:
Obst, Gemüse und Salat niemals lange im Wasser liegen lassen, erst nach dem Waschen zerkleinern und mit möglichst wenig Wasser garen, weil sonst die wasserlöslichen Vitamine und Mineralstoffe ausgelaugt werden.

Die Mineralstoffe

Auch die Mineralstoffe sind für unseren Körper unentbehrlich und sollten deshalb täglich ausreichend in unserer Nahrung enthalten sein, da sie für zahlreiche Vorgänge in unserem Körper wichtig sind:

Im Ernährungskreis können wir sehen, wo wir die Nährstoffe Eiweiß, Fett, Kohlenhydrate, die Ballaststoffe sowie die Vitamine und Mineralstoffe finden.

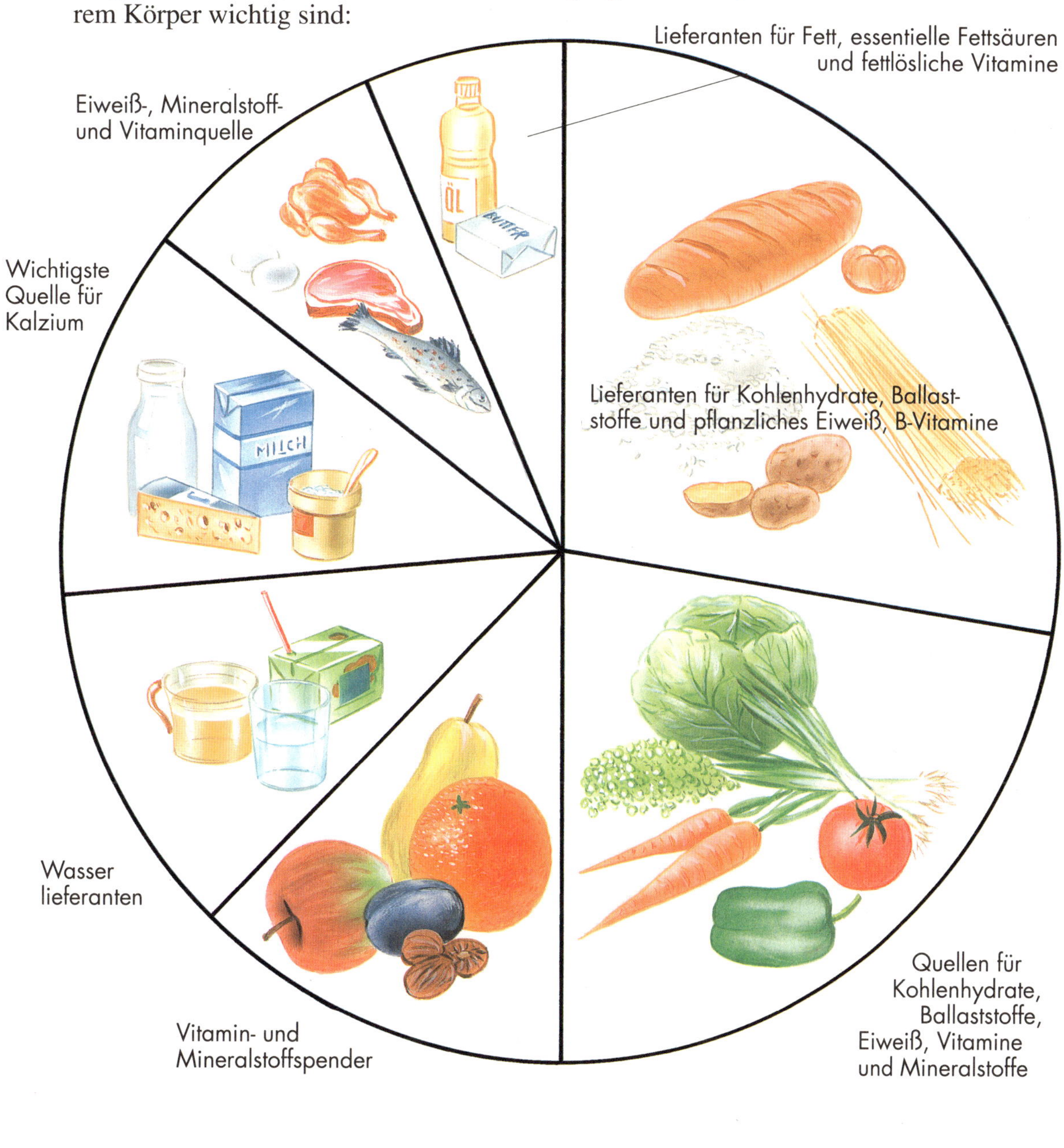

Vollwertig essen – Was bedeutet das?
Vollwertig essen bedeutet vielseitig und abwechslungsreich schlemmen. Das läßt sich bewerkstelligen, wenn man beim Zusammenstellen des Speisezettels ein paar Grundsätze beherzigt: reichlich Obst, Gemüse und Kartoffeln, mehr Vollkornprodukte, zwei bis dreimal pro Woche Fleisch, täglich Milch und Milchprodukte, ein bis zweimal in der Woche Fisch, mit Fett, Zucker und Süßigkeiten sparen, wenig Salz, dafür mehr Kräuter und Gewürze verwenden und ausreichend trinken, am besten Getränke mit wenig Kalorien.

Wieviel Zähne haben wir?
Die Milchzähne sind die »Platzhalter« für die nachrückenden bleibenden Zähne. Das Milchgebiß hat zwanzig, das zweite Gebiß 32 Zähne. Unsere Zähne sind fest, aber doch in gewisser Weise federnd in den Zahnfächern des Kiefers befestigt. So können sie ein wenig nachgeben, wenn wir auf etwas Hartes beißen. In jeder Ober- und Unterkieferhälfte sind acht Zähne verankert – von vorne nach hinten: zwei Schneidezähne, ein Eckzahn, zwei Backenzähne und drei Mahlzähne. Der dritte Mahlzahn ist der Weisheitszahn, den man erst im Erwachsenenalter bekommt. Bei vielen Menschen bricht er überhaupt nicht mehr durch.

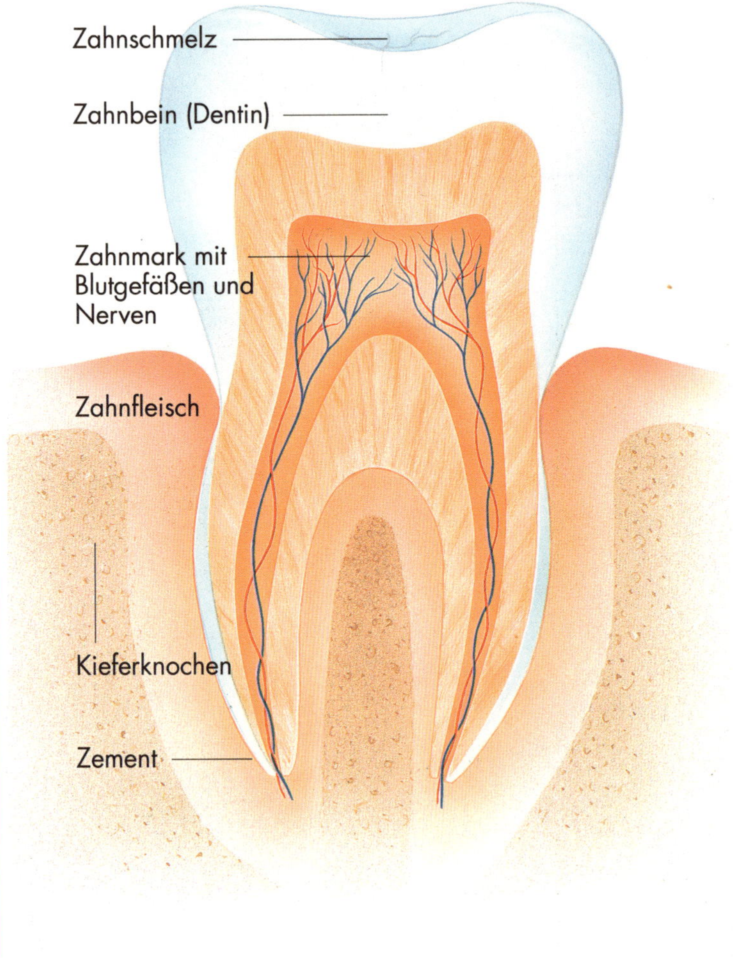

Die Zahnkrone ist der Teil des Zahnes, den wir in der Mundhöhle sehen. Er ist mit Zahnschmelz überzogen. Die Zahnwurzel steckt im Kieferknochen und wird von Zement umgeben. Die Grenze zwischen Schmelz und Zement bildet der Zahnhals.

Bau unserer Zähne

Im Innern unserer Zähne befindet sich die Zahnhöhle, die von der Zahnwurzel bis zur Zahnkrone reicht. Sie ist mit Zahnmark (Pulpa) gefüllt, in dem Blutgefäße und Nerven liegen. Die Zahnhöhle wird vom Zahnbein oder Dentin umgeben. Das Dentin ist ein knochenähnliches Gewebe und macht den größten Teil unserer Zähne aus. Der Zahnschmelz ist die härteste Substanz unseres Körpers und über-

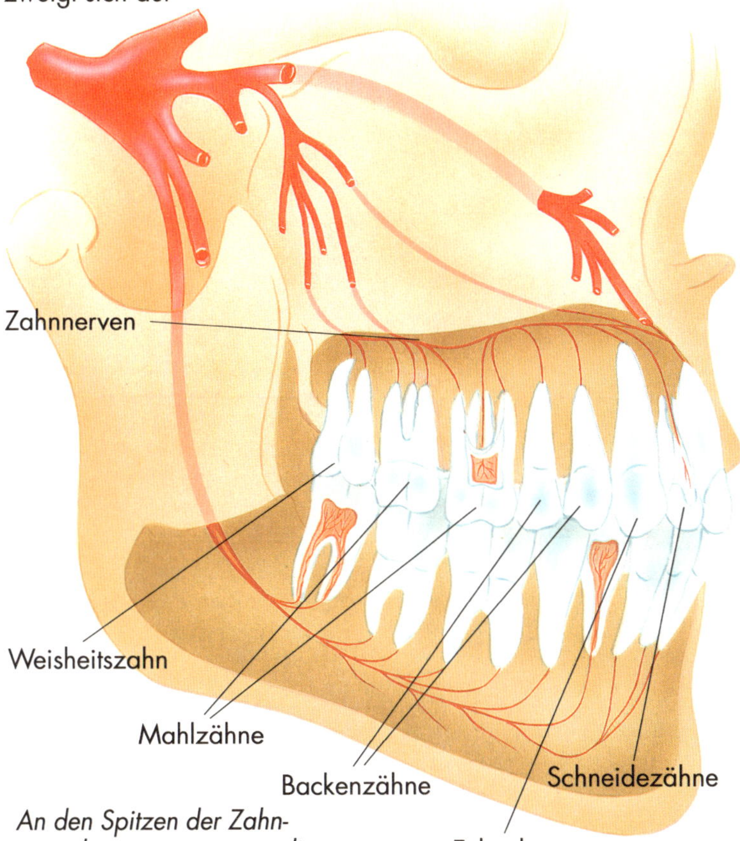

An den Spitzen der Zahnwurzeln treten von unten die Zahnnerven in die Zähne ein.

zieht wie ein äußerer Mantel das Zahnbein. Die Zahnwurzel ist vom Zement, einer knöchernen Substanz, umgeben. Zugfeste Fasern, die von der Wurzelhaut in das Zement und in den Kieferknochen ziehen, sorgen dafür, daß die Zähne fest im Kiefer verankert sind.

Wie entsteht Karies?

Zahnbelag oder Plaque ist ein Tummelplatz für Bakterien. Sie lieben alles, was Zucker enthält. Die Bakterien können aus Zucker Säure herstellen. Und diese Säure greift zuerst den Zahnschmelz und dann das Zahnbein an. Schließlich entsteht ein großes Loch, durch das man schlimme Zahnschmerzen bekommen kann.

So putzt Du Deine Zähne richtig:

Durch regelmäßiges Zähneputzen können wir dafür sorgen, daß unsere Zähne gesund bleiben. Als Faustregel gilt: dreimal täglich, jeweils drei Minuten lang immer nach dem Essen die Zähne putzen und außerdem grundsätzlich, wenn man etwas Süßes gegessen hat.

Und so putzt man richtig: Mit der Zahnbürste macht man kleine kreisende Bewegungen und putzt dabei vom Zahnfleisch zur Zahnspitze, also immer von rot nach weiß. Alle drei Monate sollte man sich eine neue Zahnbürste leisten. Daß jeder eine eigene Bürste besitzen sollte, versteht sich ja von selbst.

So entwickelt sich unser Gebiß

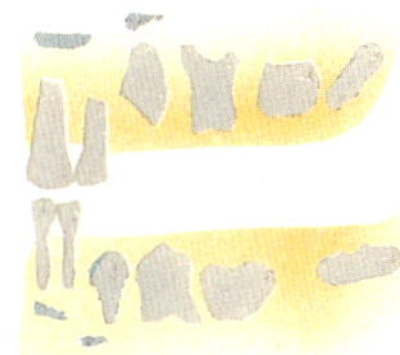

Das Bild zeigt eine Ober- und Unterkieferhälfte
1 Jahr alt: Milchschneidezähne sind vorhanden.

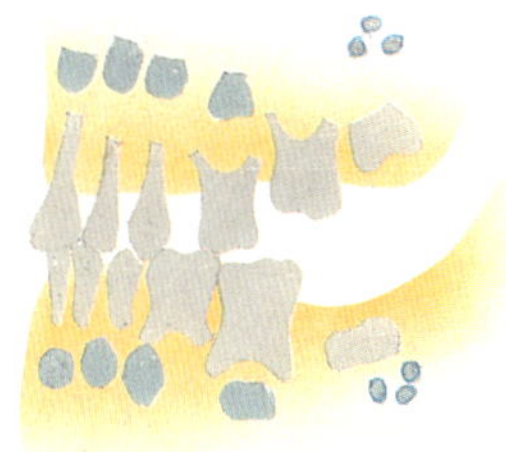

2 Jahre alt: Die Milchzähne sind durchgebrochen.

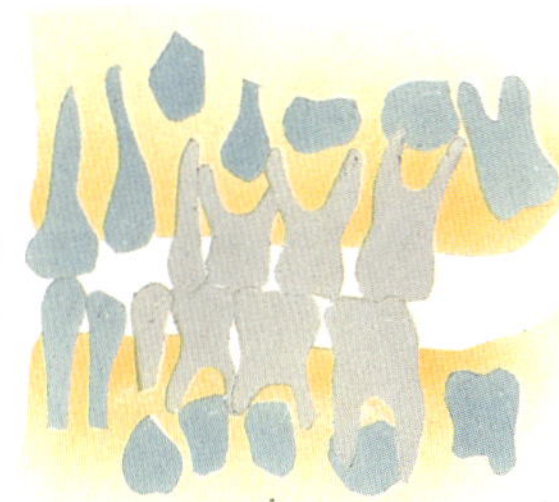

8 Jahre alt: Zahnwechsel ist im Gange – Milchzähne fallen aus und die bleibenden rücken nach.

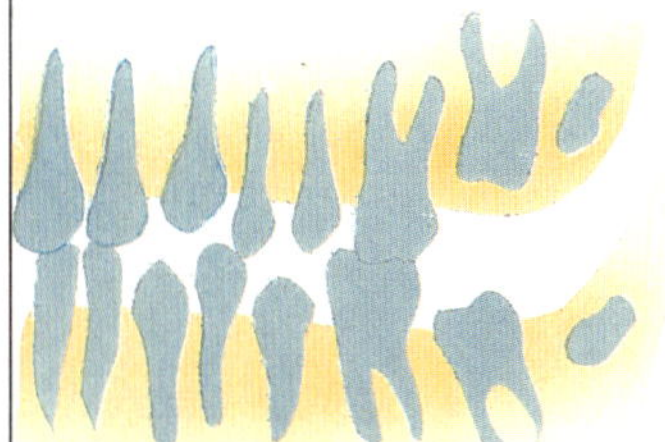

11 Jahre alt: Die meisten der zweiten Zähne sind durchgebrochen.

Vom Mund in den Magen

Der zerkaute und mit Speichel vermischte Speisebrei gelangt vom Mund in den Rachen und von dort in die Speiseröhre. Beim Schluckvorgang laufen eine Reihe von Reflexen, unbewußten Bewegungen der Zungen- und Halsmuskeln, ab. Da Luft- und Speisewege sich im Rachen überkreuzen, muß verhindert werden, daß wir den Bissen in den »falschen Hals« bekommen und uns verschlucken. Deshalb klappt beim Schlucken automatisch der Kehldeckel über den Eingang zum Kehlkopf und verschließt die Luftröhre. So gleitet der Bissen sicher in die Speiseröhre.
Die Speiseröhre ist beim Erwachsenen ein 25 Zentimeter langer Muskelschlauch, der den Rachen mit dem Magen verbindet. Durch wellenförmige Bewegungen der Muskelwand wird der Nahrungsbrei magenwärts transportiert. Wir können sogar im Kopfstand Eßbares zum Magen befördern.

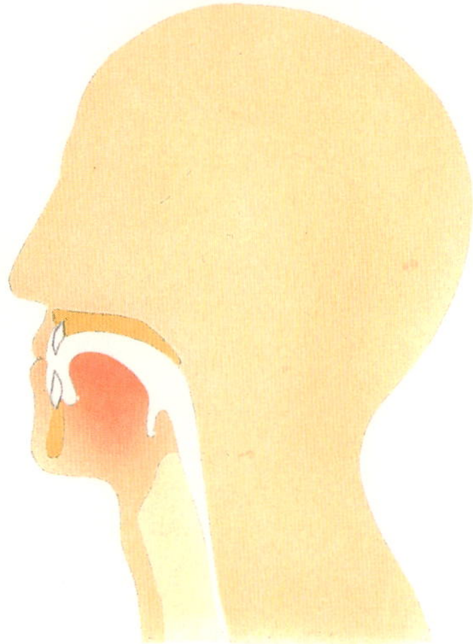

Beim Schlucken ist der Mund verschlossen und die Zähne sind aufeinandergepreß. Der vordere Teil der Zunge wird an den harten Gaumen gedrückt und der Bissen nach hinten in den Rachen geschoben. Der Kehlkopfdeckel verschließt den Eingang zur Luftröhre und der Bissen gleitet in die Speiseröhre. Wir können also nicht gleichzeitig atmen und schlucken.

Der Speichel

Beim Kauen wird der Speisebrocken durch und durch eingespeichelt. Dadurch entsteht ein gleitfähiger, weicher Brei. Unsere Speicheldrüsen stellen pro Tag einen bis eineinhalb Liter Speichel her. Auch wenn wir nicht essen oder sprechen, wird Speichel in geringen Mengen zur Selbstreinigung der Mundhöhle laufend produziert. Aber schon der Gedanke und der Anblick von feinen Speisen steigert die Produktion und läßt uns das Wasser im Mund zusammenlaufen.
Der Speichel enthält das Enzym Amylase oder Ptyalin, welches Stärke abbauen kann. Du kannst das selbst mit einem Stück trockenem Brot testen. Nach längerem Kauen wirst du merken, daß es süßlich schmeckt. Denn Stärke wird aus vielen Zuckermolekülen aufgebaut.

Im Mund – »Gut gekaut ist halb verdaut«

Sobald wir etwas Eßbares in den Mund schieben, beginnt die Verdauung. Mit unseren vorderen Zähnen, den Schneide- und Eckzähnen, können wir herzhaft zum Beispiel von einem Apfel oder einem Brot abbeißen. Die Backen- und Mahlzähne übernehmen das Zerkleinern, Zerbeißen und Zermahlen.
Je besser wir kauen, um so leichter können die Verdauungssäfte den Bissen in seine einzelnen Bestandteile aufspalten.

Im Magen

Der Magen ist ein gekrümmter, im leeren Zustand zwanzig Zentimeter langer Sack. Bei einem Erwachsenen kann sich sein Volumen bis auf eineinhalb Liter ausdehnen.
Der Magen hat zunächst die Funktion einer Vorratskammer, in der der Speisebrei vorübergehend gespeichert wird. Gut gekaute, breiige Nahrung verläßt schneller den Magen als

große Speisebrocken. Wie in einem Mixer wird der Speisebrei von den Magenmuskeln durchgeknetet, mit dem Magensaft vermischt und weiter zerkleinert.
Die Magenschleimhaut produziert täglich 1,5 bis drei Liter Magensaft. Er enthält für die Verdauung Salzsäure und Enzyme, welche die Eiweiße in größere Trümmer zerlegen.
Die Salzsäure wirkt außerdem als Desinfektionsmittel, das die mit der Nahrung eingeschleppten Bakterien abtötet. Zum Schutz vor der Säure und den Verdauungssäften ist die Magenschleimhaut mit einem zähen Schleim überzogen.

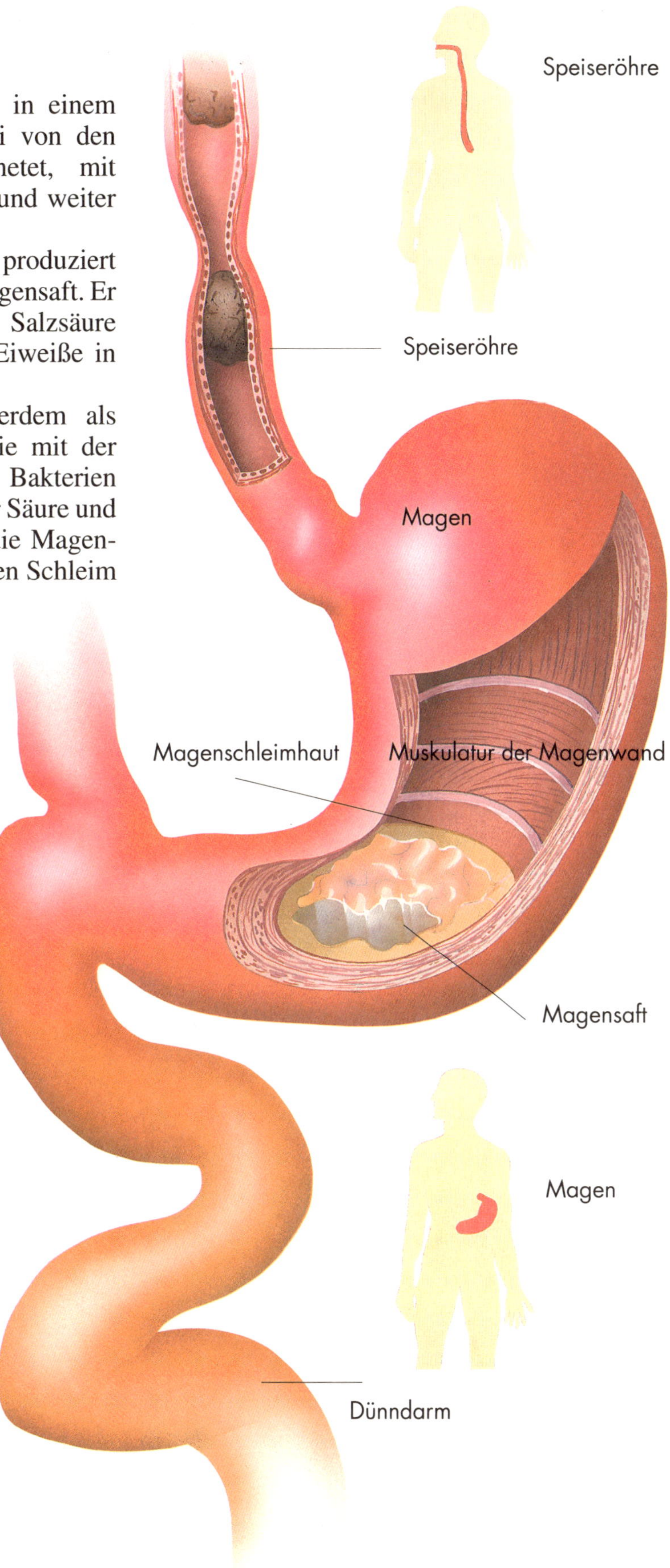

Die Muskeln der Speiseröhre ziehen sich hinter einem Bissen zusammen und schieben ihn vorwärts. Durch diese Kontraktionen der Wandmuskeln entsteht eine Welle, die über die Speiseröhre hinwegläuft und den Speisebrei vorwärtstreibt.
Auf dieselbe Art wird der Inhalt auch im Magen und Darm weiterbefördert. Diese wellenförmigen Bewegungen werden peristaltische Wellen oder Peristaltik genannt.

Im Dünndarm

Durch den Magenpförtner, einen ringförmigen Schließmuskel am Magenausgang, wird der flüssige Mageninhalt in kleinen Portionen in den Zwölffingerdarm abgegeben. Der Zwölffingerdarm hat eine Länge von etwa zwölf aneinandergelegten Fingern.
Im Dünndarm, der etwa sechs Meter lang ist, brodelt es wie in einer Chemiefabrik. Die Verdauungssäfte der Bauchspeicheldrüse und des Dünndarms spalten den Speisebrei bis in die kleinsten Bausteine auf.
Aus der Gallenblase wird zusätzlich Galle geliefert, um das Fett in feine Tröpfchen zu zerteilen. Denn nur so kann Fett von den Enzymen zerlegt werden.
Jetzt endlich können die Eiweiß- und Zuckergrundbausteine über die Darmwand ins Blut aufgenommen werden, also resorbiert werden.
Die Fettbausteine werden über die Lymphe abtransportiert (siehe Kapitel Lymphe) und gelangen erst über den Brustmilchgang ins Blut.

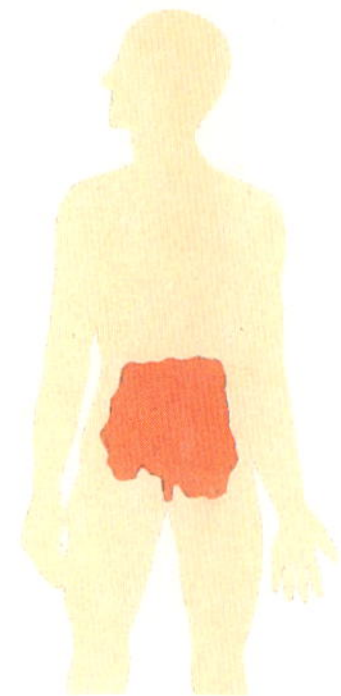

Die Leber – das Zentrallaboratorium des Körpers

Die Leber hat ein Gewicht von etwa eineinhalb Kilogramm. Sie ist die größte Drüse unseres Körpers. In den Leberzellen werden ständig irgendwelche Stoffe auf-, um- oder abgebaut. Die im Darm aufgenommenen Nährstoffe gelangen mit dem Blut zur Leber und werden dort verarbeitet. So kann zum Beispiel Glucose (Traubenzucker) zu Glycogen aufgebaut und als solches gespeichert werden.
Darüber hinaus wirkt die Leber wie eine Entgiftungsanlage, in der Hormone, Giftstoffe, Fremdstoffe wie Medikamente, aber auch Alkohol unwirksam gemacht und entgiftet werden. Eine weitere wichtige Aufgabe der Leber ist die Bildung von Galle, die im Dünndarm zur Verdauung von Fett gebraucht wird. Die Leber produziert pro Tag ungefähr einen Liter Gallenflüssigkeit, die in der Gallenblase eingedickt, gespeichert und bei Bedarf in den Zwölffingerdarm entleert wird.

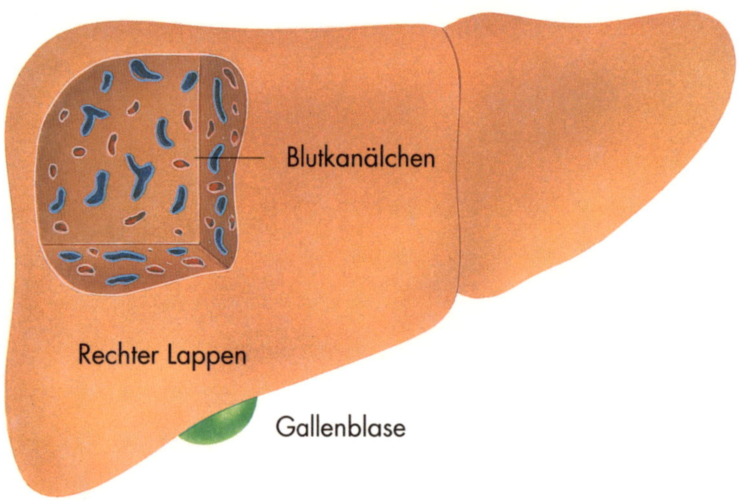

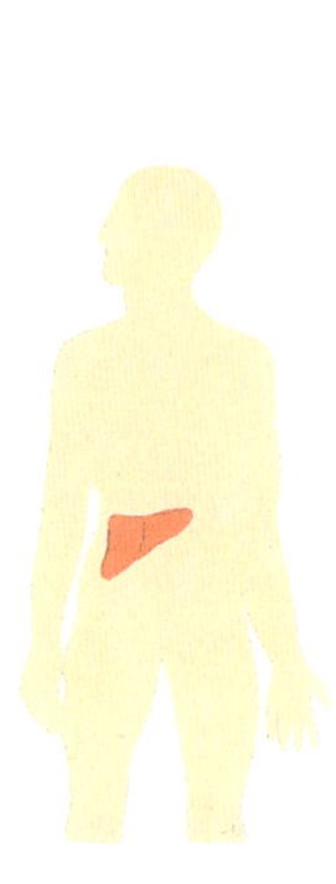

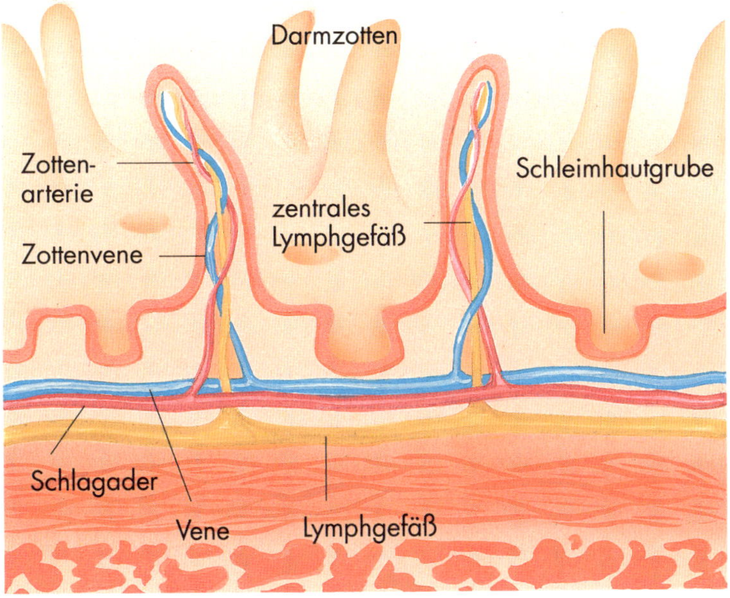

Von der Dünndarmschleimhaut ragen pro Quadratmillimeter vierzig fingerförmige Zotten in das Darminnere hinein. Diese Dünndarmzotten vergrößern die Kontaktfläche zwischen den Nährstoffen und der Dünndarmwand auf ca. vier Quadratmeter. Zusätzlich stülpen die Deckzellen der Dünndarmschleim- haut eine riesige Zahl von Mikrozotten aus, pro Zelle bis zu 3000 Stück. Dadurch vergrößert sich die Aufnahmefläche noch einmal auf ungefähr 100 Quadratmeter.

Im Dickdarm

Der Dickdarm hat eine Länge von etwa 1,5 m und einen Durchmesser von ungefähr 6 cm. Im Dickdarm wird dem unverwertbaren, wässrigen Nahrungsbrei Wasser entzogen, so daß allmählich der Kot entsteht. Er enthält auch abgestoßene Zellen der Darmschleimhaut, Schleim, Überreste von Verdauungsenzymen und Galle sowie eine große Anzahl von Bakterien, die den Dickdarm bewohnen. Peristaltische Bewegungen des Dickdarms verfrachten den Kot oder Stuhl in den etwa zwanzig Zentimeter langen Mastdarm, von wo er durch den After hinausbefördert wird.

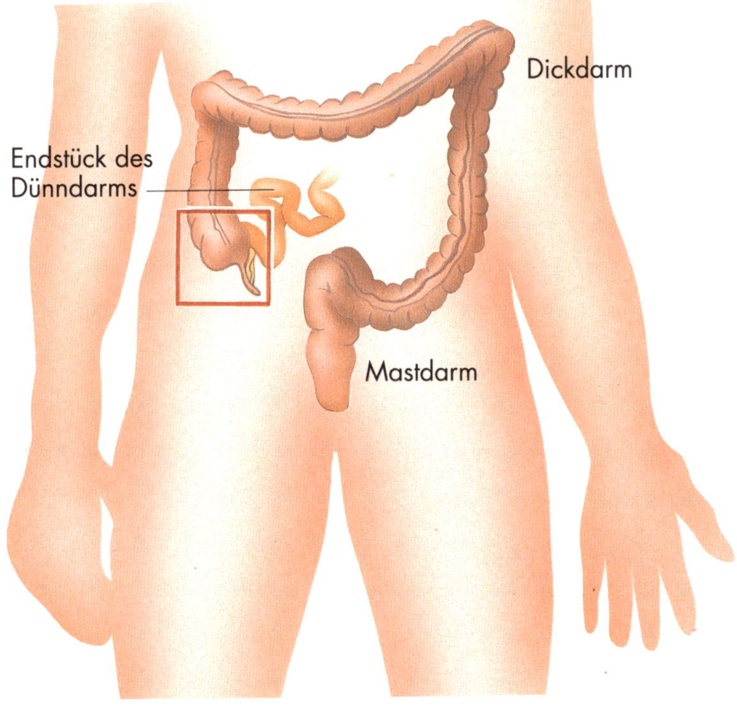

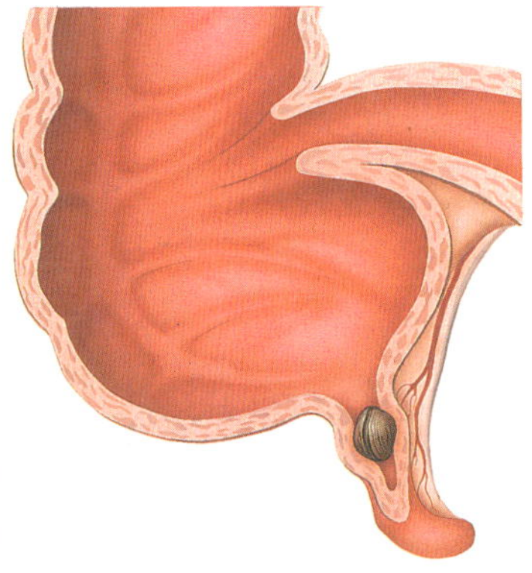

Wurmfortsatz

Bei einer »Blinddarmoperation« wird nicht der Blinddarm sondern der etwa 10 cm lange Wurmfortsatz entfernt. Der Wurmfortsatz kann sich entzünden und vereitern, wenn er von Kotsteinen aus verhärteten Nahrungsresten oder Fremdkörpern wie Kirschkernen verschlossen wird.

13. Die Nieren

Unsere Nieren liegen beiderseits der Wirbelsäule locker an der Rückwand des Bauchraumes eingebaut. In ihrer Form erinnern sie an Bohnen. Die Nieren eines Erwachsenen sind zehn bis zwölf Zentimeter lang, fünf bis sechs Zentimeter breit, vier Zentimeter dick und wiegen jeweils etwa 120 bis 200 Gramm.

Hochleistungsfähige Filteranlage
Unsere beiden Nieren kontrollieren den Wasser- und Salzgehalt unseres Körpers und befreien unser Blut von Abfallstoffen und unbrauchbaren Bestandteilen. Sie sind mit einer hochleistungsfähigen Filteranlage vergleichbar, die rund um die Uhr arbeitet. Pro Stunde durchspült unser gesamtes Blut etwa 15mal die Nieren, das macht pro Tag 1800 l. Dabei werden täglich 180 l Flüssigkeit als Primärharn abgepreßt. Rund 99 % werden aus den Nierenkanälchen – sie entsprechen den Röhren der Filteranlage – wieder ins Blut zurückgesaugt, so daß schließlich nur etwa 1,5 l Urin (Sekundärharn) entstehen.

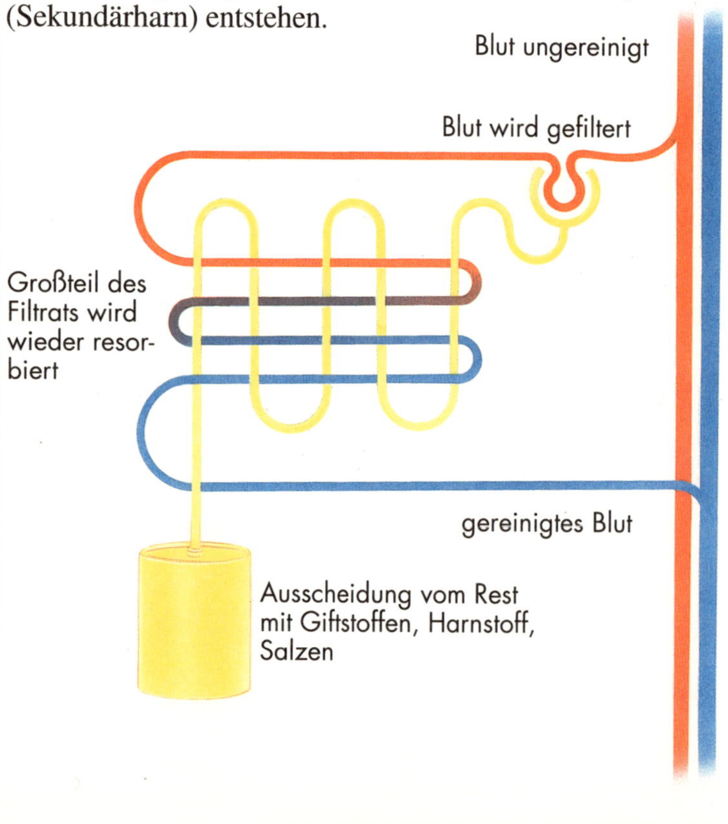

Nephron – die Funktionseinheit der Niere: Das Nephron ist die Funktionseinheit der Nieren (geschätzte Anzahl: 1 Million pro Niere). Am Anfang wird in der Bowmanschen Kapsel, in die ein Gefäßknäuel (Glomerulus) hineingestülpt ist, das Blut gefiltert. Bis auf Blutkörperchen und Eiweiße werden Wasser und die gelösten Stoffe als Primärharn abgepreßt und in das unverzweigte Nierenkanälchen (Tubulus) geleitet. Hier wird über ein Netz von Blutkapillaren der größte Teil wieder ins Blut aufgenommen. Der Tubulus mündet in ein Sammelrohr, über das der mit Abfallstoffen beladene Rest als Urin abfließt.

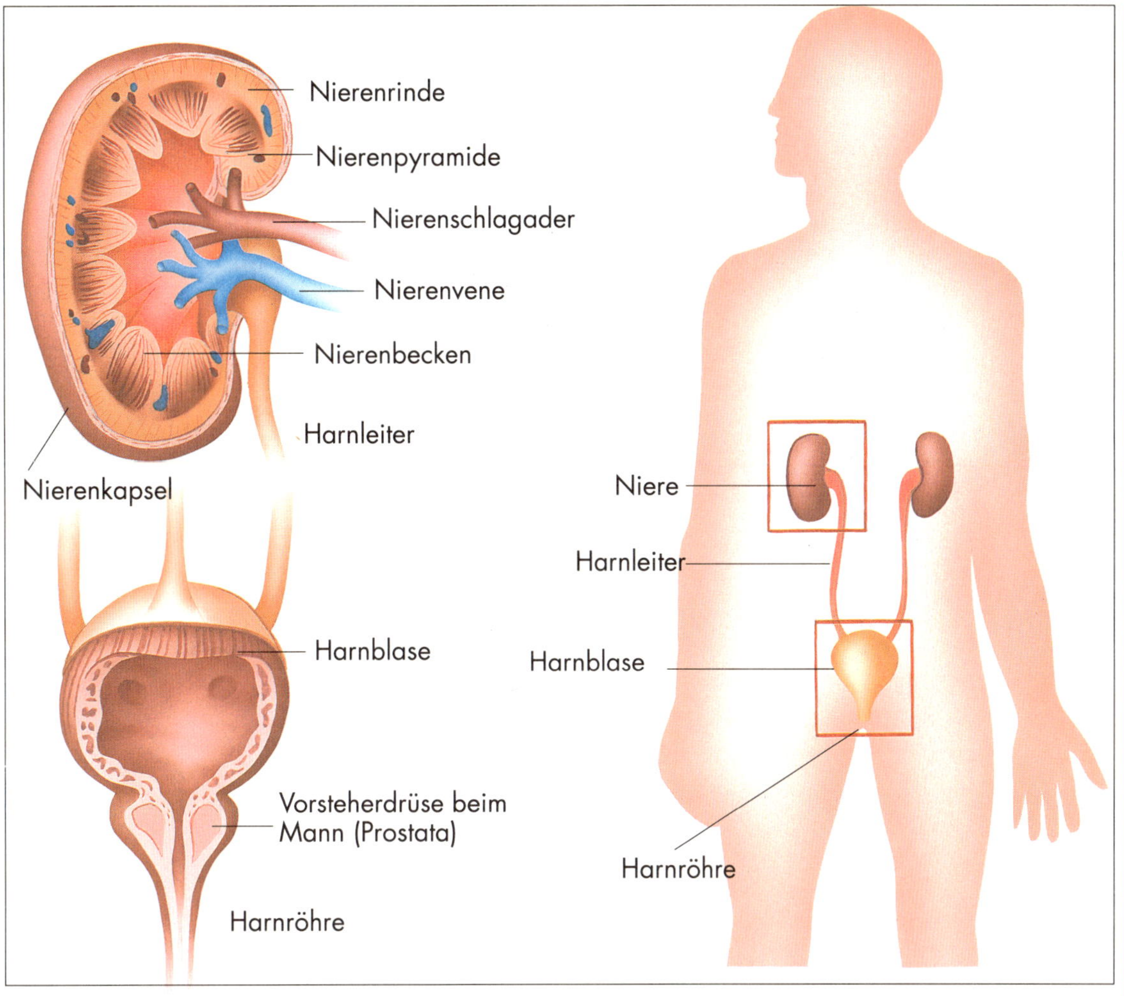

Das Harnsystem

Zum Harnsystem gehören neben den beiden Nieren, die Harnleiter, die in die Harnblase münden, und die Harnröhre, über die der Urin hinausbefördert wird.
In den Harnleitern sickern pro Minute drei bis sechs oder mehr Tropfen, je nach Harnproduktion in der Niere, in die Blase hinab. Die Harnblase kann 0,5 bis 1 l Urin speichern. Das Gefühl, daß wir zur Toilette müssen, der sogenannte Harndrang entsteht dann, wenn der Inhalt ungefähr 400 ml übersteigt.

Künstliche Niere
Bei Ausfall oder Einschränkung der Nierenfunktion kann eine Maschine, die künstliche Niere, die Blutreinigung übernehmen. Vom Arm des Patienten wird aus einer Arterie das Blut in die künstliche Niere abgeleitet und dort gefiltert und dabei gereinigt. Über eine Vene wird das gereinigte Blut in den Körper zurückgeführt. Eine Blutwäsche kann einige Stunden pro Tag dauern und mehrmals in der Woche notwendig sein.

Nierenspende
Man kann mit einer Niere überleben. Deshalb kann im Notfall ein enger Familienangehöriger eine Niere spenden, falls kein passendes Spenderorgan aufzutreiben ist. Viele Menschen geben heute mit einem Spenderausweis die Erlaubnis, nach dem Tod die eigenen Nieren für eine Nierenverpflanzung zu verwenden.

14. Die Nerven

Unsere Nerven sind Meister in der Nachrichtenübermittlung, denn sie transportieren blitzschnell Informationen durch unseren Körper. Die schnellsten Nachrichten flitzen mit einer Geschwindigkeit von bis zu 120 Metern pro Sekunde über die Nervenbahnen. Was wir hören, sehen, tasten, riechen oder schmecken, wenn wir irgendwo im Körper Schmerzen haben, durstig oder hungrig sind – alle Informationen darüber werden in elektrische Impulse umgewandelt und zum Gehirn weitergeleitet. Auch die Anweisungen vom Gehirn an den Körper sind elektrische Signale. Man nennt diese Signale Nervenimpulse. Ihre Stromstärken sind jedoch zu gering, um uns schaden zu können. Trotzdem sind die elektrischen Impulse stark genug, daß sich unsere Muskeln auf deren Befehl zusammenziehen oder Eindrücke und Beobachtungen über unsere Umwelt von den Sinnesorganen zum Gehirn gesendet werden.

Die Nervenzellen

Unser Gehirn enthält 14 Milliarden Nervenzellen, im ganzen Körper sollen es insgesamt 25 Milliarden sein. Die Nervenzellen oder Neuronen zählen zu den größten Zellen des menschlichen Körpers. So können sie zum Beispiel in den Nerven bis zur Fußsohle über einen Meter lang werden. Wie werden Signale übermittelt? Das einfachste Beispiel für eine Nervenverbindung zeigt das Bild unten. Die sensible Nervenfaser nimmt einen Reiz wahr und leitet ihn weiter. Am Ende der Nervenzelle überspringt die Erregung eine winzige Lücke, die Synapse, und erreicht die motorische Nervenzelle. Über die lange, dünne motorische Nervenfaser wird die Information zum Muskel befördert, der sich daraufhin zusammenzieht.

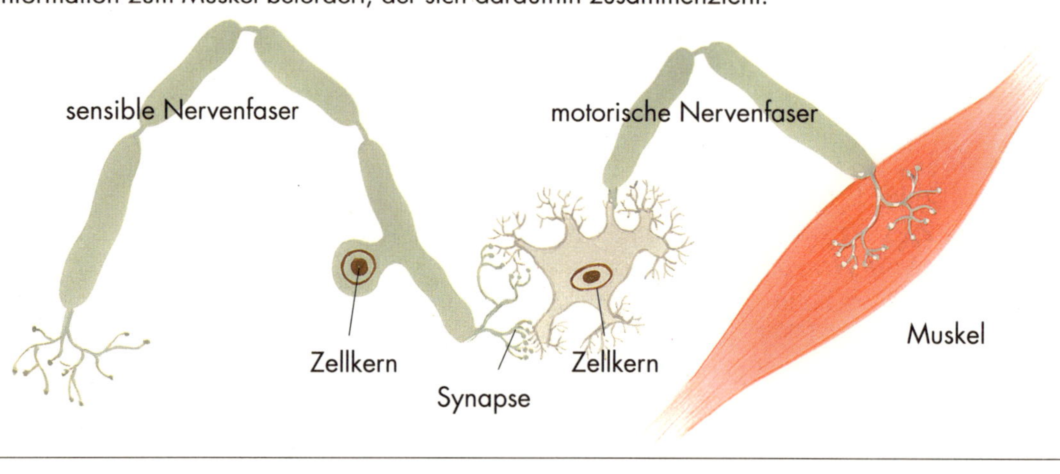

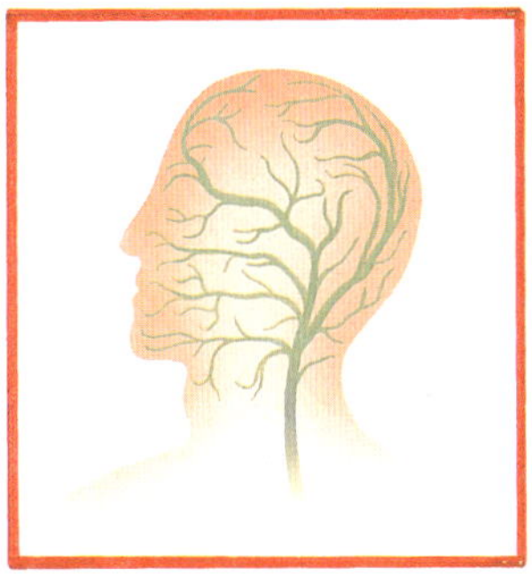

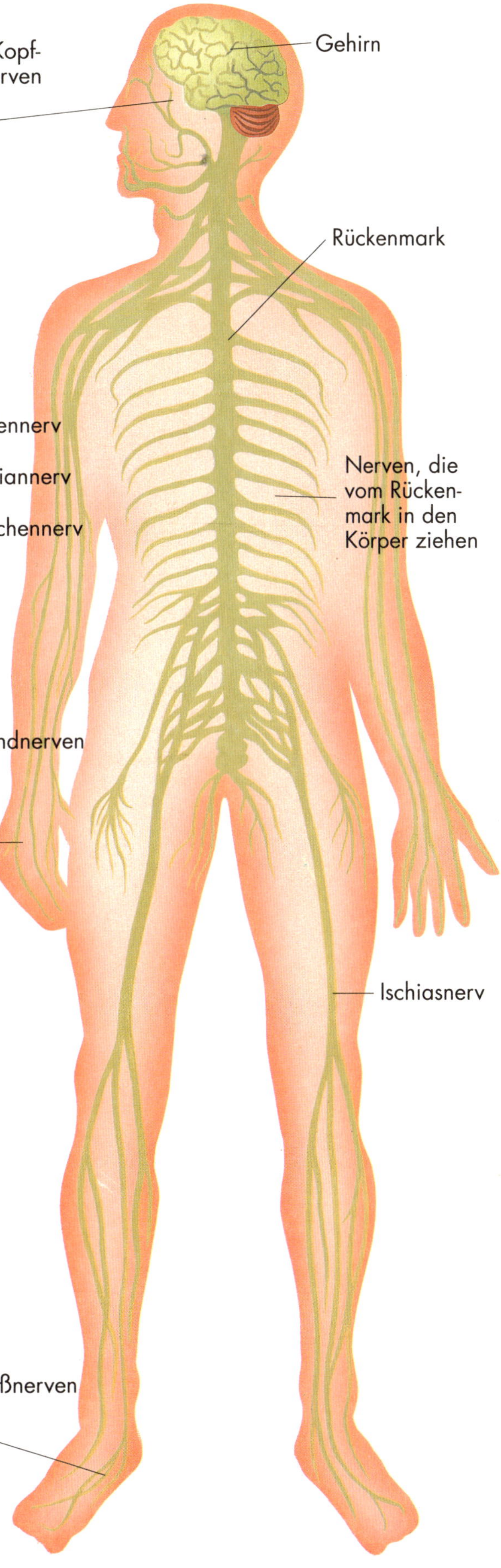

Einmal zerstörte Nervenzellen kann unser Körper nicht mehr ersetzen. Deshalb liegt unser Gehirn geschützt im harten Hirnschädel, und das Rückenmark im knöchernen Wirbelkanal der Wirbelsäule. Vom Gehirn zweigen zwölf Hirnnervenpaare ab. Der zehnte Hirnnerv, der Vagus, ist am längsten. Er führt bis zum Darmtrakt hinunter und versorgt die Eingeweide von Brust- und Bauchraum. Die anderen sind für Gesicht und Hals zuständig.

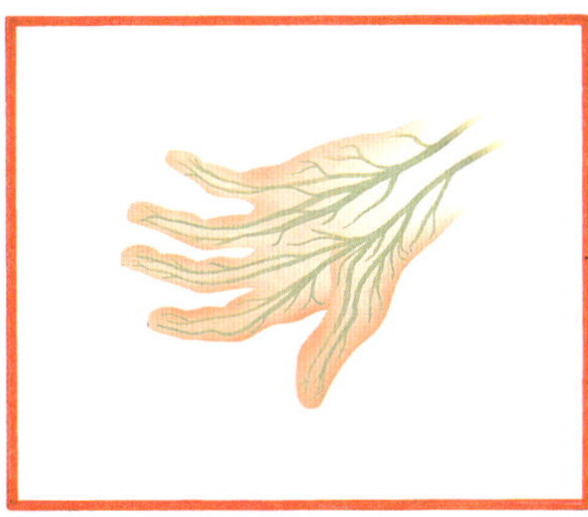

31 Rückenmarksnervenpaare treten aus der Wirbelsäule aus und stellen so die Verbindung zu den entferntesten Winkeln unseres Körpers her. Wird bei einem Unfall das Rückenmark durchgetrennt, ist der Bereich unterhalb der Bruchstelle gelähmt.

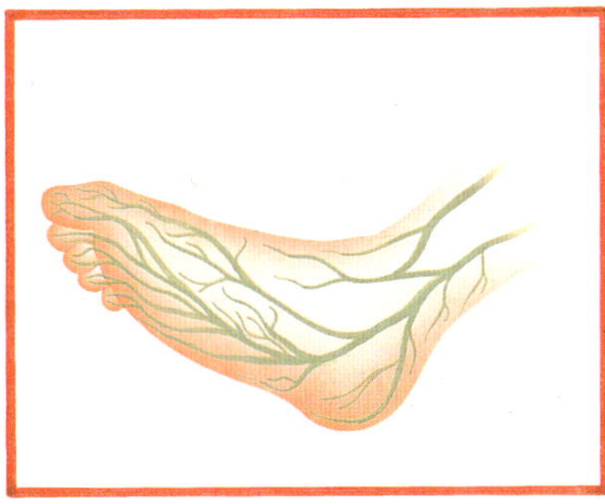

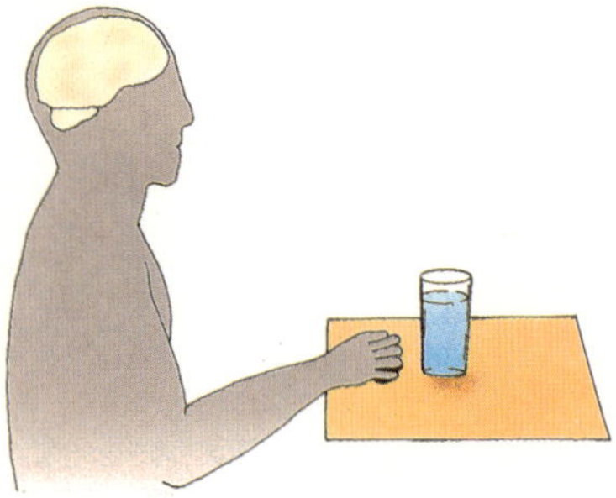

1) Die Augen melden unserem Gehirn, daß ein gefülltes Glas auf dem Tisch steht.

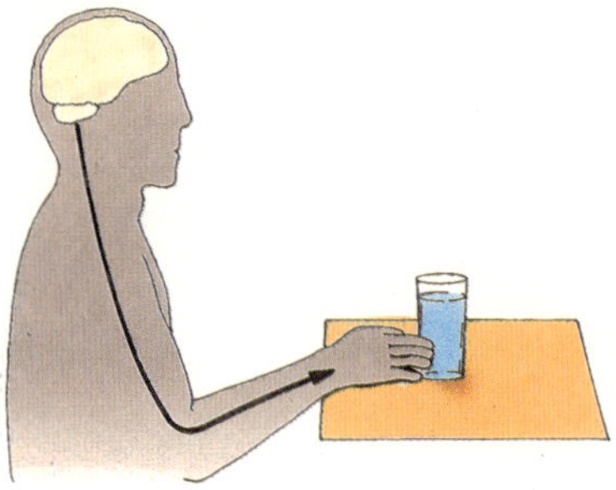

2) Das Gehirn schickt zu den Muskeln den Befehl, den Arm zum Glas zu bewegen.

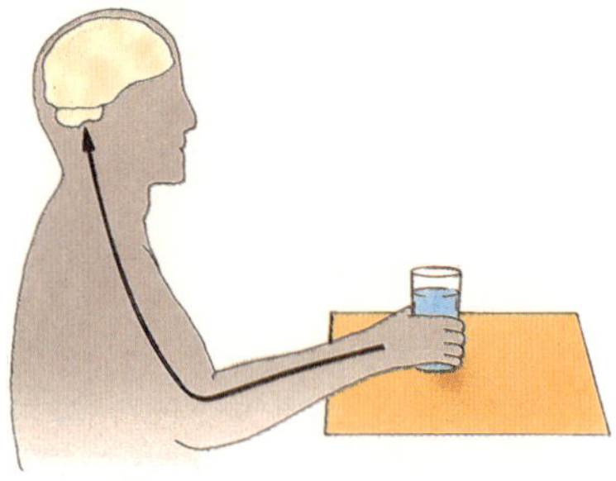

3) Die Hand berührt das Glas, worüber das Gehirn über den Tastsinn der Hand informiert wird.

Das Nervensystem – eine riesige EDV-Anlage

Unser Nervensystem kann man mit einer riesigen EDV-Anlage vergleichen. Gehirn und Rückenmark sind das Zentrum der Rechenanlage und werden als Zentralnervensystem bezeichnet. Das Gehirn ist der Computer, in welchem die Daten gespeichert, gesichtet, gedeutet und verarbeitet werden. Das Rückenmark ist die Hauptleitung, über die Informationen zum Gehirn transportiert und vom Gehirn zu den Organen übermittelt werden. Die Nervenbahnen bilden das periphere Nervensystem. Sie stellen wie die Leitungen eines weitverzweigten Nachrichtensystems die Verbindung zu allen Teilen unseres Körpers – den Datenein- und -ausgabestellen – her. Vom Gehirn und Rückenmark aus ziehen die Nerven in den Körper und zweigen sich dabei immer wieder auf, ähnlich wie die Äste eines Baumes.

Das Rückenmark:
Macht man einen Querschnitt durch das etwa einen Zentimeter dicke Rückenmark, erkennt man im Innern einen dunkleren Bereich, die graue Substanz. Sie erinnert in ihrer Form an einen Schmetterling und enthält die Nervenzellkörper. Der hellere Bereich ist die weiße Substanz, in welcher die Leitungsbahnen, die Fortsätze der Nervenzellen, zum und vom Gehirn weg führen. Seitlich vom Rückenmark treten die Wurzeln der Rückenmarksnerven ein und aus. Jeder Rückenmarksnerv besteht aus einer hinteren Wurzel mit sensorischen Nervenfasern und aus einer vorderen Wurzel mit motorischen Fasern. Beim Austritt aus der Wirbelsäule vereinigen sich die beiden Wurzeln zum Rückenmarksnerv.

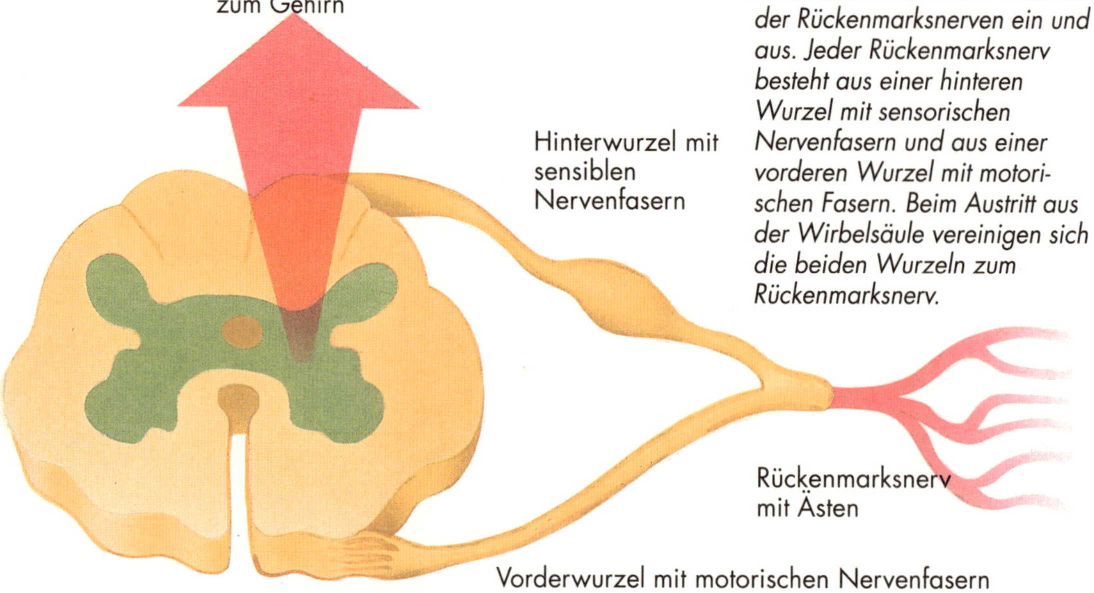

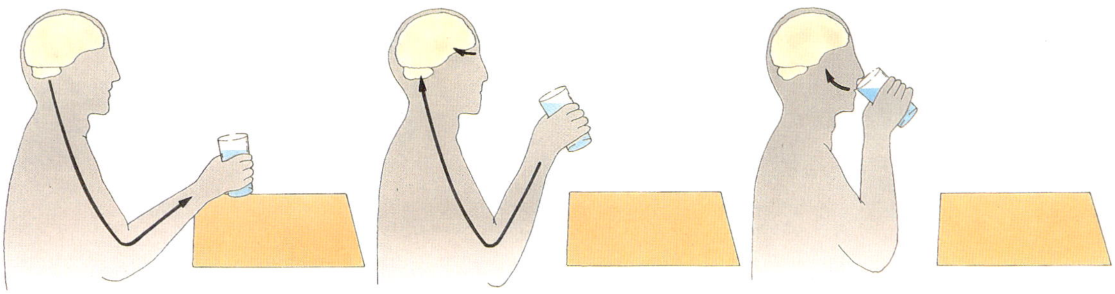

4) Jetzt bekommen die Armmuskeln den Befehl, das Glas hochzuheben.

5) Die Augen und auch der Arm selbst informieren das Gehirn, daß der Arm das Glas zum Mund bewegt.

6) Die Lippen schicken zum Gehirn die Nachricht, daß das Glas am Mund angekommen ist.

Sensible und motorische Nervenzellen

Unsere Nervenzellen transportieren den Reiz oder die Erregung immer nur in einer Richtung. Die Nachrichtenwege in unserem Körper sind also Einbahnstraßen. Afferente Neuronen überbringen unserem Gehirn Signale von Augen, Ohren, Zunge, Nase und Haut. Weil sie Nachrichten von Sinnesorganen übermitteln, werden sie sensible oder sensorische Nervenzellen genannt. So erfährt unser Gehirn, was um uns vor sich geht. Innerhalb eines Bruchteils von einer Sekunde kann unsere oberste Steuerzentrale antworten und Befehle an unsere Muskeln über die motorischen Nervenzellen schicken. Sie heißen auch efferent, weil sie die Signale vom Zentrum in die Peripherie leiten. Unsere Nerven setzen sich aus mehreren Tausend Nervenfasern, den langen Fortsätzen der Neuronen, zusammen. Die meisten sind gemischter Natur – sie enthalten sowohl sensible als auch motorische Nervenfasern. Dendriten heißen die Fortsätze einer Nervenzelle, die einen Reiz zum Zellkörper hin leiten. Und der Ausläufer, der den Reiz zur nächsten Nervenzelle weiterleitet, wird Axon genannt.

Reflex und Reaktion

Berühren wir eine heiße Herdplatte, zuckt unsere Hand sofort zurück. Treten wir auf einen spitzen Stein, schnellt unser Bein rasch in die Höhe. Solche Reaktionen werden Reflexe genannt. Sie laufen unbewußt in wenigen Bruchteilen von Sekunden ab. Wie unser Körper reflexartig reagiert, kann man feststellen. wenn man zum Beispiel die Beine überkreuz schlägt und frei baumeln läßt. Durch einen leichten Schlag auf das Bein unterhalb der Kniescheibe wird der Unterschenkel unmittelbar nach vorne schnellen. Man nennt diesen Reflex den Kniescheibensehnenreflex.

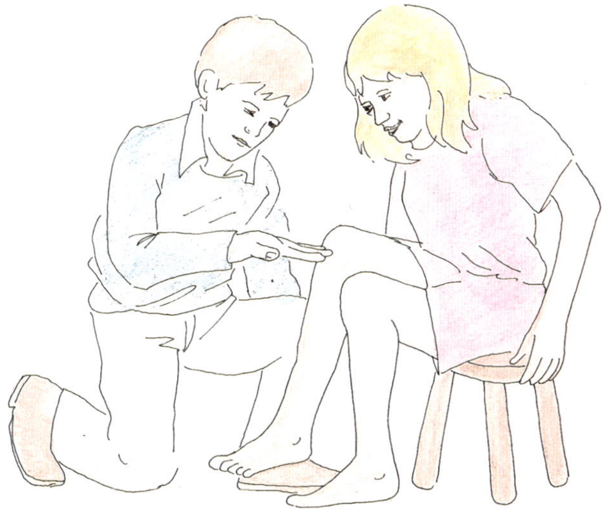

15. Das Gehirn

Unser Gehirn kann man mit einem hochspezialisierten Verwaltungszentrum vergleichen. Ständig laufen hier über Augen, Ohren, Mund und Nase sowie über die Haut Informationen aus unserer Umwelt ein, die gedeutet, gesichtet und verarbeitet werden müssen. Wenn die Zentrale entschieden hat, was zu tun ist, schickt sie die entsprechenden Befehle an die Muskeln. Das Gehirn steuert auch die unbewußten Vorgänge in unserem Körper, wie die Atmung, den Kreislauf oder die Verdauung. Aber unser Gehirn ist viel mehr als nur ein Steuerungszentrum. Alles, was mit Geist und Verstand zu tun hat, ist hier angesiedelt. Deshalb können wir logisch denken, uns erinnern, Entscheidungen treffen, lernen und mit anderen Menschen Kontakt aufnehmen. Auch Gefühle wie Liebe, Freude, Mitgefühl, Trauer, sowie unsere künstlerischen Talente und die Fähigkeit, zwischen Recht und Unrecht zu unterscheiden, haben hier ihren Platz.

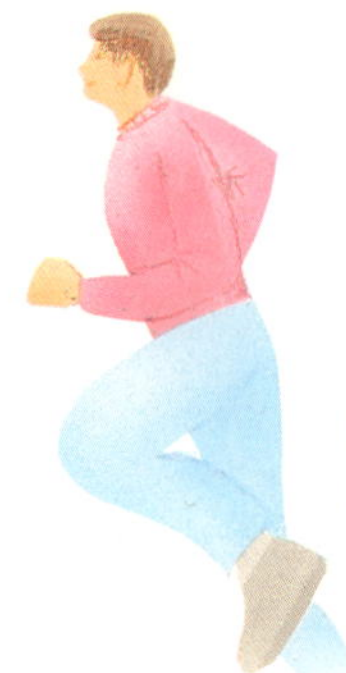
Bewegungszentrum (1)

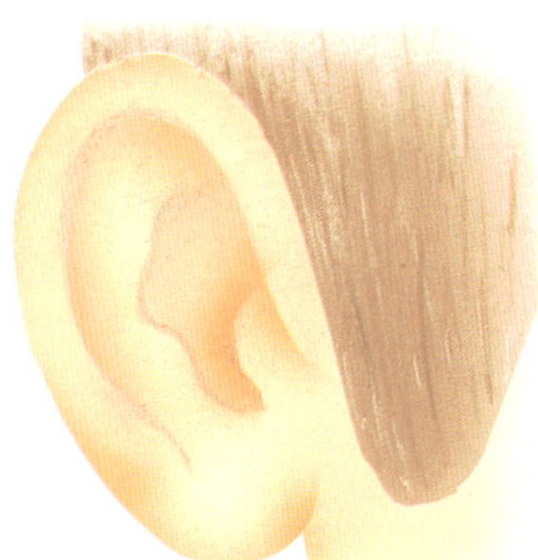
Hörzentrum (7)

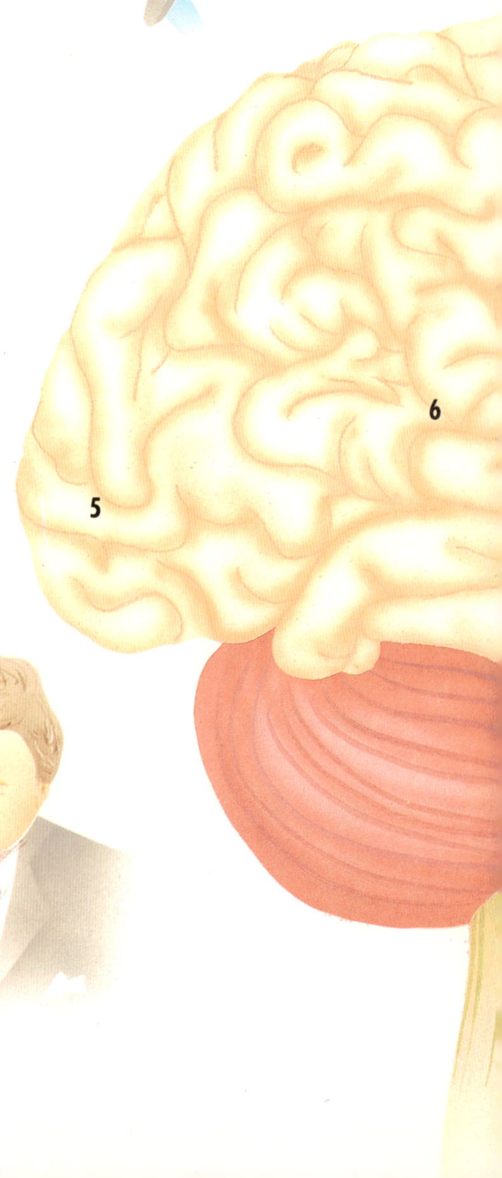

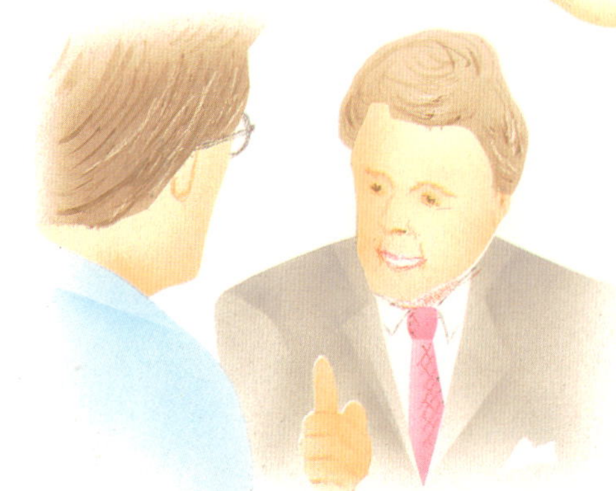
Verstehen (6)

Das Großhirn macht den größten Teil unseres Gehirns aus. Die beiden Großhirnhälften bedecken wie ein Mantel die restlichen Hirnteile. Die Oberfläche der Großhirnrinde ist durch zahlreiche Windungen (Gyri) und durch Furchen (Sulci)

Wieviel wiegt unser Gehirn?
Unser gesamtes Gehirn besteht aus circa 14 Mia. Nervenzellen. Das Gehirn wiegt bei Frauen im Durchschnitt 1245 g und bei Männern 1375 g. Allerdings bedeutet ein schwereres Gehirn nicht automatisch höhere Intelligenz.
Auf Sauerstoffmangel reagiert unser Gehirn äußerst empfindlich: nach 15 Sekunden kommt es zur Bewußtlosigkeit, nach drei Minuten bereits zu irreversiblen Schäden.

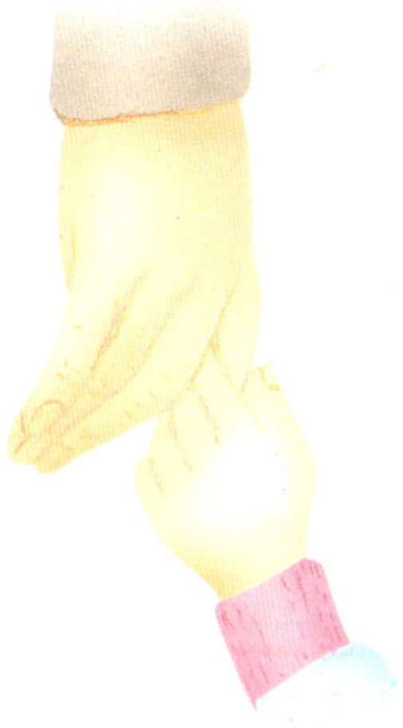
Berührungszentrum (2)

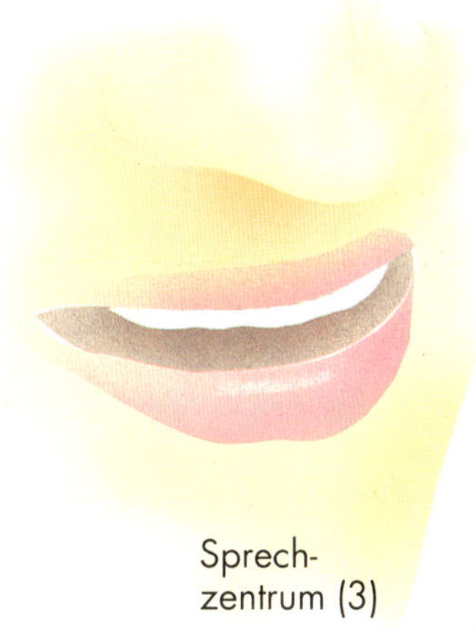
Sprechzentrum (3)

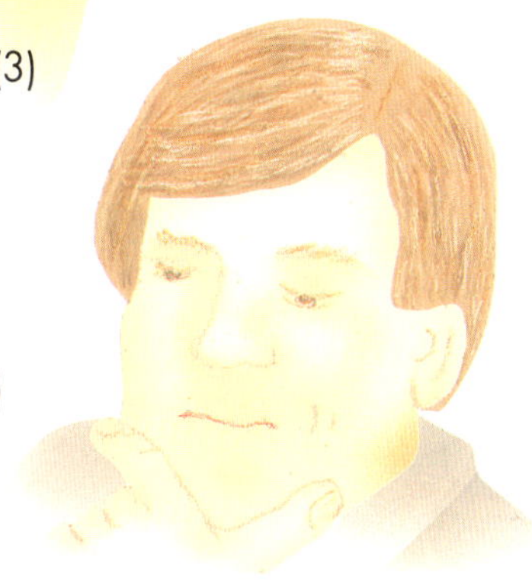
Denken (4)

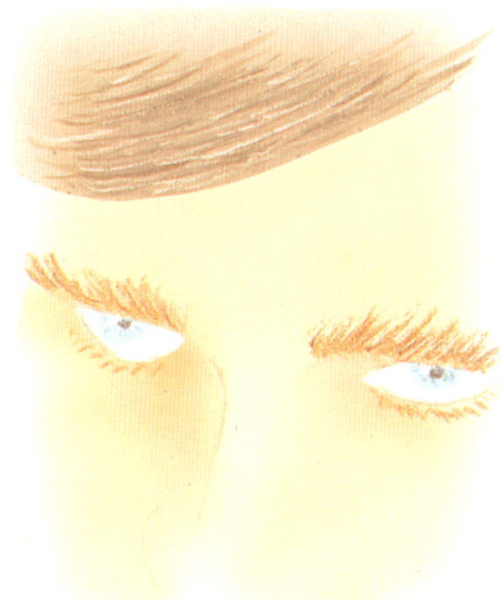
Sehzentrum (5)

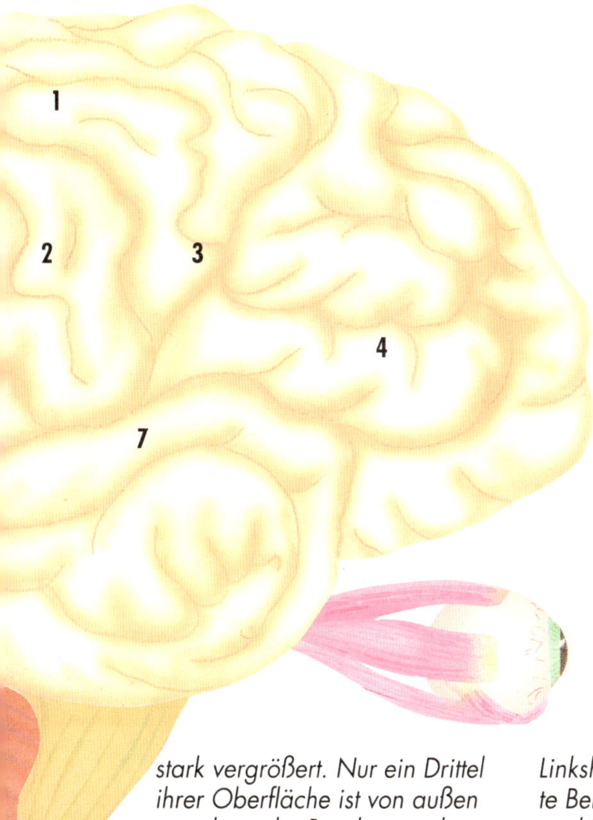

stark vergrößert. Nur ein Drittel ihrer Oberfläche ist von außen zu sehen, der Rest liegt verborgen in den Furchen.
Die rechte Großhirnhemisphäre steuert die linke Körperseite und die linke die rechte Körperhälfte. Beim Rechtshänder dominiert die linke Hemisphäre, beim Linkshänder die rechte. Bestimmte Bereiche der Großhirnrinde sind für bestimmte Gehirnfunktionen zuständig, so daß man eine »Landkarte« der Großhirnrinde zeichnen kann. So zum Beispiel wird alles, was wir hören, im Hörzentrum und was wir sehen im Sehzentrum verarbeitet. Das motorische Sprachzentrum sorgt dafür, daß sich die Muskeln von Mund Kehlkopf beim Sprechen bewegen oder das »Verständiszentrum«, daß wir Wörter und Sätze verstehen können.

Die motorische und sensorische Rinde

Unmittelbar vor der Zentralfurche liegt das primäre motorische Zentrum. Von hier aus erhalten die Muskeln die Befehle für alle willkürlichen Bewegungen unseres Körpers. Hinter der Zentralfurche befindet sich das sensorische Zentrum, in dem alle Tast-, Schmerz- sowie Wärme- und Kälteempfindungen eintreffen. In beiden Rindenfeldern sind die Körperteile bestimmten Bezirken zugeordnet. Große Bereiche werden zum Beispiel von den hochempfindlichen und äußerst bewegungsaktiven Lippen und Händen eingenommen, sogar die Finger sind einzeln repräsentiert.

Das Gedächtnis:
Noch weiß man nicht, in welcher Form das Gehirn Informationen speichert. Es könnte sich um chemische Substanzen oder um kreisende Erregungen in Neuronenverbänden handeln.
Aber jeder weiß aus Erfahrung, daß unser Gehirn sich manches nur Sekunden, anderes sogar Jahre lang merken kann.
Das sensorische Gedächtnis speichert die Eindrücke unserer Sinnesorgane nur für einen kurzen Augenblick.

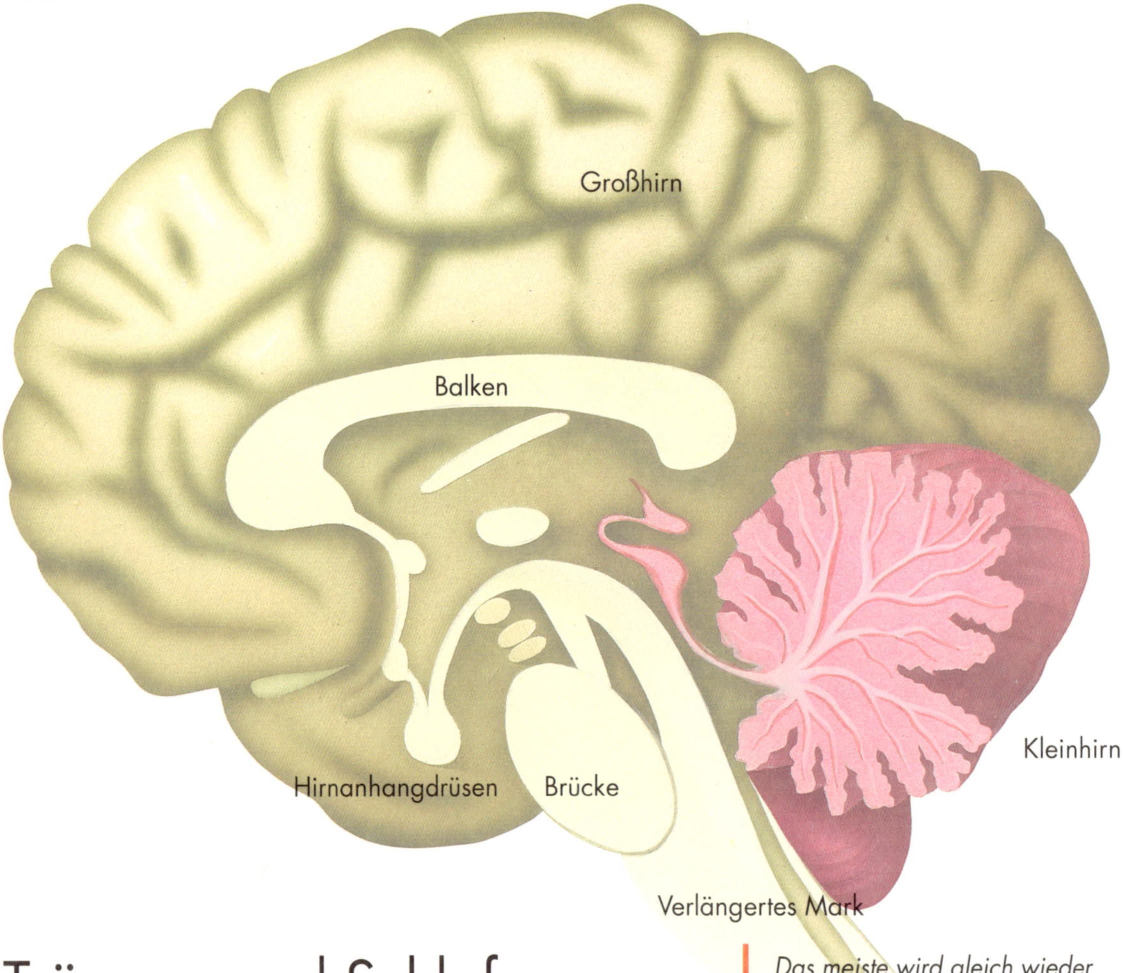

Träumen und Schlafen

In der Nacht träumen wir etwa fünfmal, wobei die »Traumphasen« zum Morgen hin immer länger werden. Wir träumen während des sogenannten REM-Schlafs, der auch Traumschlaf genannt wird. Das ist eine Leichtschlafphase, die von schnellen Augenbewegungen (engl.: rapid eye movements) begleitet ist. Man kann sich nur an die Träume

Das meiste wird gleich wieder vergessen. Nur ein kleiner Bruchteil wird im Kurzzeitgedächtnis, für wenige Minuten notiert. Im Langzeitgedächtnis werden Informationen über Jahre gespeichert. Dinge, die besonders häufig geübt worden sind, vergißt man sein Leben lang nicht.

erinnern, aus oder nach denen man aufgewacht ist. Denn die tieferen Schlafphasen löschen die Träume wieder aus.

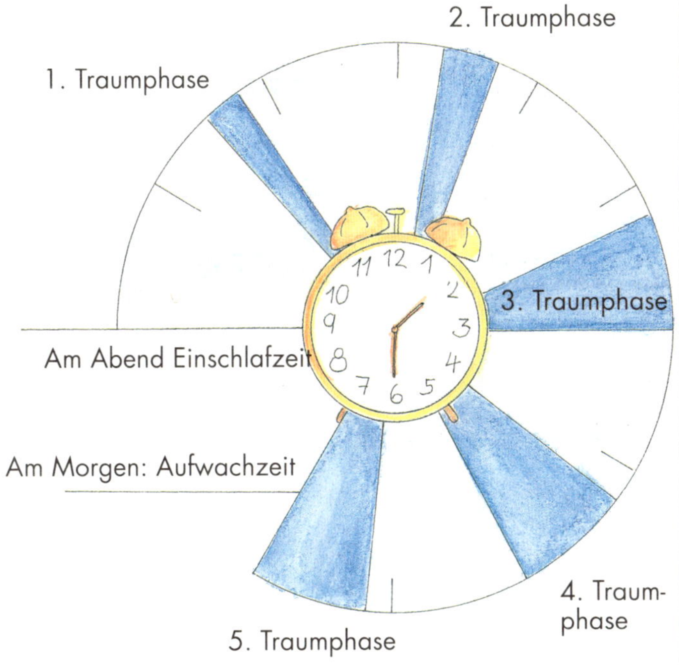

Jeder Mensch braucht seinen Schlaf, damit sich sein Körper ausruhen, wachsen und neue Kräfte tanken kann. Rund ein Drittel unseres Lebens verbringen wir mit Schlafen. Der Säugling schläft 14 bis 16 Stunden, Jugendliche kommen auf acht bis zehn Stunden und Erwachsene auf circa acht Stunden Schlaf. Übrigens Neugeborene träumen sehr viel - in etwa der Hälfte der Zeit, in der sie schlafen.

Hypnose
Ein Hypnotiseur kann einen Menschen in einen schlafartigen Zustand, den man Hypnose nennt, versetzen. Bewegungen können dann nur noch auf Anweisung des Hypnotiseurs ausgeführt werden.
Wenn der Hypnotisierte wieder aufwacht, kann er sich an nichts mehr erinnern. Aber man kann dem Betroffenen während der Hypnose Aufträge erteilen, die er im Wachzustand pünktlich ausführt. Allerdings zu unzumutbaren Aufträgen (zum Beispiel zu einem Verbrechen) kann niemand durch Hypnose gezwungen werden.
Manchmal lassen sich Menschen zur Unterhaltung anderer hypnotisieren. Hypnose wird aber auch angewandt, um Suchtkrankheiten zu behandeln, weil man mit der Hypnose-Therapie auf das Unterbewußtsein Einfluß nehmen kann.

Narkose
Wenn man operiert wird, bekommt man zuvor eine Narkose. Dabei wird der Patient in einen schlafähnlichen Zustand versetzt, in dem er das Bewußtsein vorübergehend verliert und sein Körper keine Schmerzen mehr verspürt. Noch im 18. Jahrhundert kannte die Medizin kein Mittel, mit dem ein Patient vor einer Operation betäubt werden konnte. Erst Mitte des 19. Jahrhunderts wurden die bekannten Betäubungsmittel Lachgas, Äther und Chloroform entdeckt.

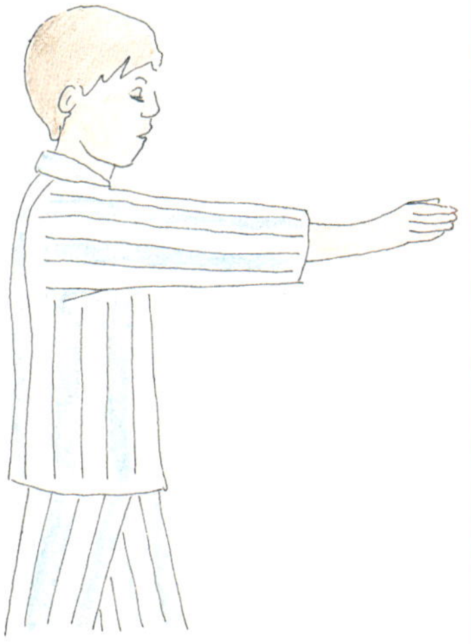

Es gibt tatsächlich Schlafwandler. Diese Menschen stehen im Schlaf auf und laufen herum. Aber am nächsten Tag können sie sich daran nicht mehr erinnern.

16. Die Augen

In den meisten europäischen Sprachen geht der Begriff für unsere beiden Augen auf das indogermanische »oku« zurück – es bildet den gemeinsamen Ursprung unter anderem für unser Wort »Auge«, für das lateinische »oculus«, das französiche »oeil«, das italienische »occhio« oder das niederländische »oog«. Wie andere Organe unseres Körpers haben auch die Augen in vielen Redewendungen sinnbildlich Eingang gefunden: »Jemanden tief in die Augen schauen, aus den Augen aus dem Sinn, jemanden aus den Augen verlieren sind nur einige der Redensarten.

Die Augen – unser wichtigstes Sinnesorgan

Dreiviertel von dem, was wir von unserer Umwelt wahrnehmen, verdanken wir unseren Augen. Sie sind unserwichtigstes Sinnesorgan. Wer einmal in einem dunklen Zimmer vergeblich nach dem Lichtschalter gesucht hat, kann sich in etwa vorstellen, wie es blinden

Durch Akkommodation oder Anpassen der Linsenkrümmung entsteht auf der Netzhaut ein scharfes Bild. Beim Sehen in die Nähe ist die Linse stärker gewölbt. Bei Ferneinstellung ist die Linse jedoch abgeflacht. Der ringförmige Ziliarmuskel sorgt dafür, daß sich die Krümmung der Linse auf die Entfernungen einstellt. Bilder auf der Netzhaut sind seitenverkehrt und stehen auf dem Kopf, Glaskörper ist gallertartige Masse und besteht zu 99 % aus Wasser.

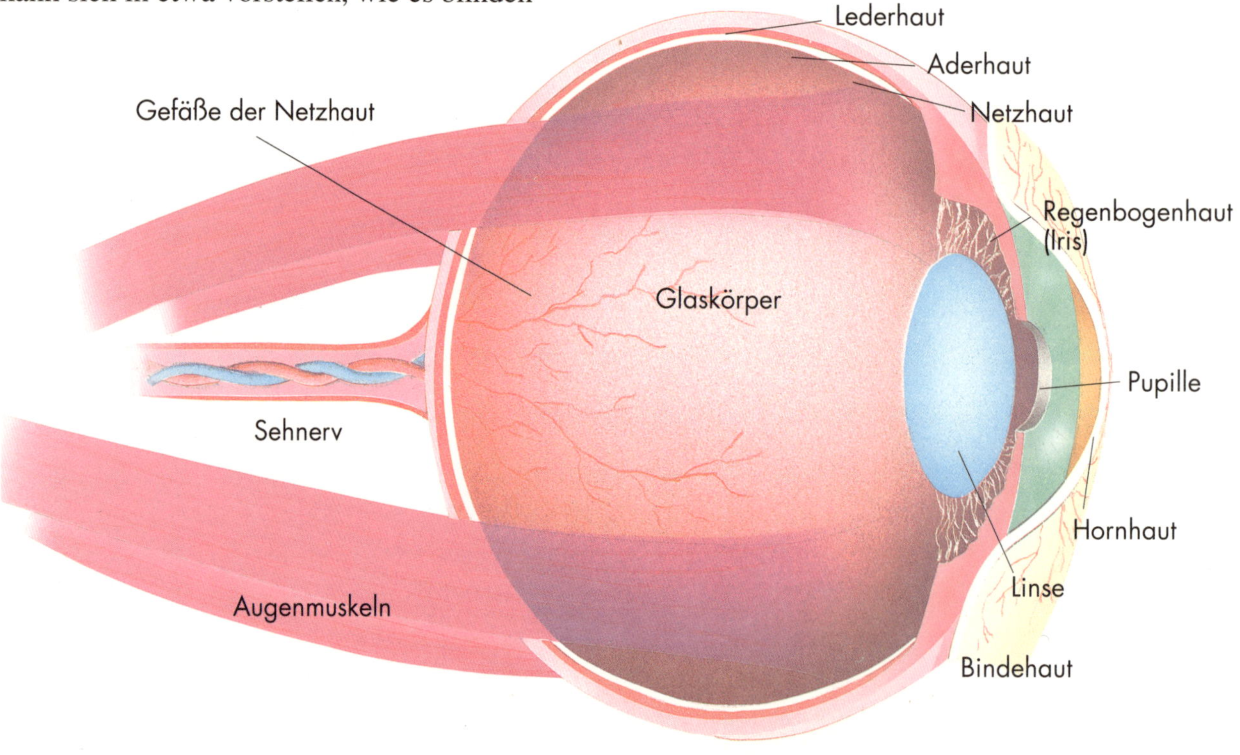

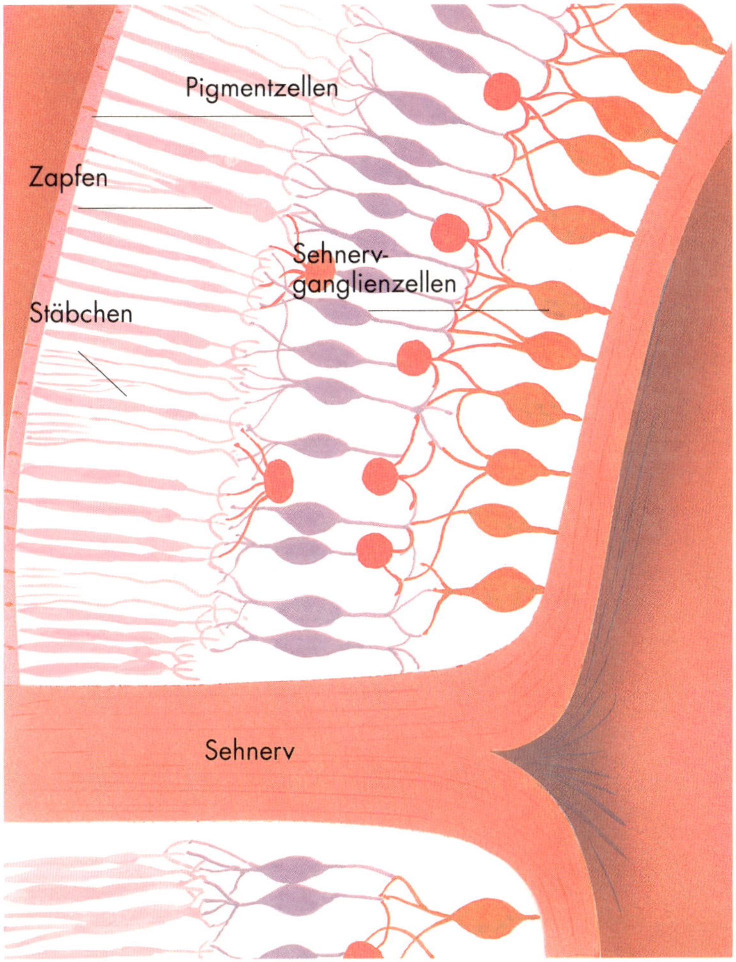

Die Netzhaut (Retina) enthält als lichtempfindliche Rezeptoren etwa 120 Millionen Stäbchen und sechs bis sieben Millionen Zapfen. Sie enthalten die Sehpigmente (Sehpurpur), die für die Umwandlung von Licht in einen elektrischen Impuls notwendig sind. Die Stäbchen übernehmen das Schwarzweiß-Sehen bei herabgesetzter Beleuchtung (Dämmerungssehen). Die Zapfen ermöglichen das Sehen von Farben bei Licht. Der lichtempfindlichen Schicht vorgeschaltet sind mehrere Schichten von Nervenzellen und -fasern, die das aufgenommene Bild weiterleiten. Vitamin A ist ein Bestandteil des Sehpurpurs. Bei Mangel verkümmern die Rezeptorzellen. Es kommt zur Nachtblindheit.

Menschen ergehen muß. Schon die einfachsten Dinge im Leben, wie das Zahlen im Supermarkt, das Einschenken einer Tasse Kaffee oder das Lesen, lassen sich ohne Gesichtssinn nur sehr schwierig meistern.

Im Prinzip eine Fernsehkamera

Unzählige Informationen und Eindrücke werden laufend in Form von Licht von unseren beiden Augen eingefangen. Die Lichtstrahlen durchdringen die glasklare Hornhaut, das Kammerwasser, die Linse und den Glaskörper, ehe sie auf die Netzhaut treffen. Dort werden die Strahlen in elektrische Impulse umgewandelt und per Nervenleitung zum Gehirn gekabelt. Im Sehzentrum werden all diese Nervensignale zu Bildern umgesetzt oder besser »gesehen«. Die Augen dienen somit als Kamera; das Gehirn fungiert als Bildschirm, der stets auf »online« geschaltet ist.

Das Pupillenspiel

Die blaue oder braune Regenbogenhaut (Iris) regelt als verstellbare Blende den Lichteinfall in das Auge. Sie kann die Weite der Pupille von zwei bis acht Millimeter verstellen. Hält man sich die Augen zu und schaut nach einer Weile in den Spiegel, kann man beobachten wie die zuerst weite Pupille nun schnell enger wird.

Blinder Fleck

An der Stelle, wo sich die Nervenfasern zum Sehnerv vereinen und durch den Augapfel hindurch gemeinsam zum Gehirn ziehen, besteht ein Loch in der Netzhaut. Dieser Bereich enthält keine lichtempfindlichen Rezeptoren und wird deshalb der »blinde Fleck« genannt.

Die Stelle des schärfsten Sehens

Einen Gegenstand, den wir uns genau ansehen wollen, »fixieren« wir mit den Augen. Sein Bild wird auf der Netzhaut in der Sehgrube, der Fovea centralis, abgebildet. Sie ist die Stelle des schärfsten Sehens und befindet sich inmitten des gelben Flecks. In diesem Bereich ist die Netzhaut grubenförmig vertieft. Hier gibt es nur Zapfen, so daß die Lichtstrahlen direkt auf die lichtempfindlichen Rezeptoren treffen können.

Die Augenmuskeln

Sechs quergestreifte äußere Augenmuskeln (vier gerade und zwei schräge) ermöglichen die blitzschnellen Bewegungen unserer Augen in alle Richtungen. Sie heben und senken den Augapfel, rollen ihn seitlich nach außen und nach innen zur Nase oder auch im Kreis. Die Muskeln sind vom Gehirn her so aufeinander abgestimmt, daß sich beide Augen immer im gleichen Sinn bewegen. Meistens werden uns die schnellen Bewegungen unserer Augen nicht bewußt. Wir können aber unsere Augen mit Absicht nach oben und unten, zur Seite bewegen oder kreisen lassen.

Das Farbensehen kann man mit Farbflecktafeln testen. Welche Zahlen kannst Du erkennen? Bei Grünblindheit kann die Zahl 74 nicht gelesen werden.

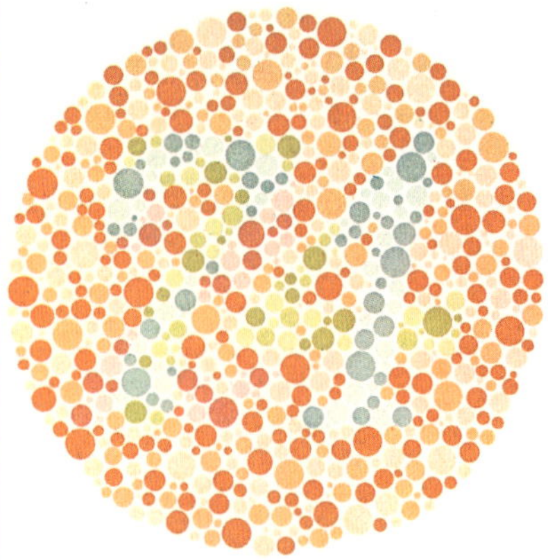

Das Bild zeigt die Augenmuskeln von der Seite. Der obere schräge Augenmuskel und der innere gerade Augenmuskel sind nicht zu sehen.

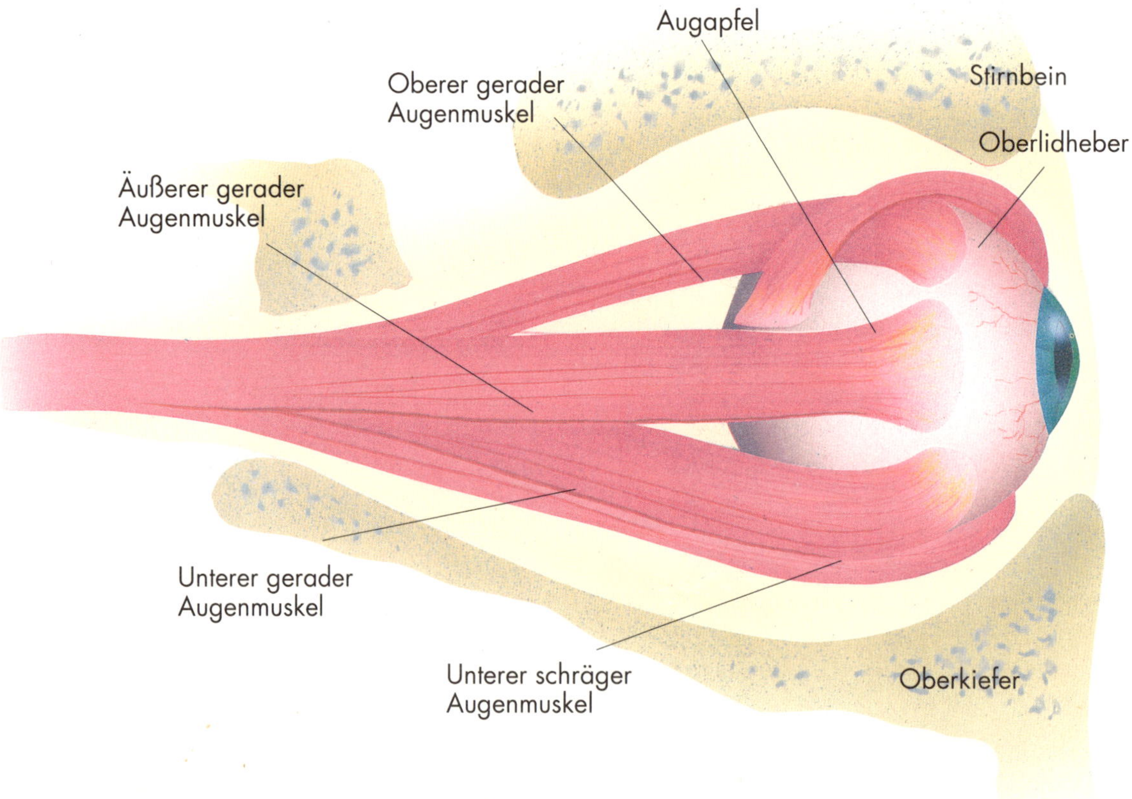

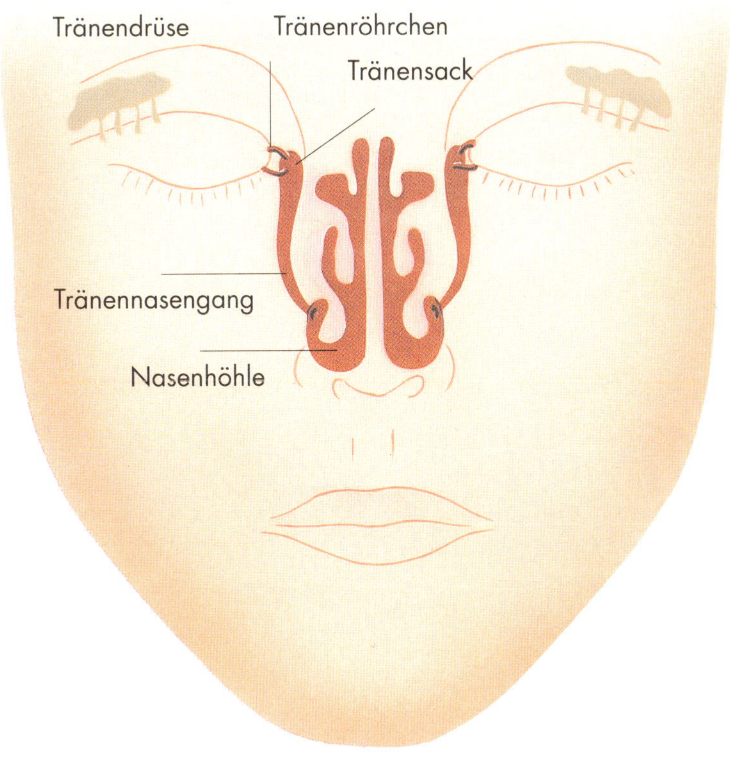

Künstliche Tränen:
Produzieren die Tränendrüsen zu wenig Tränenflüssigkeit, werden die Augen zu trocken und kratzen.
Es gibt Augentropfen, mit denen man die Tränen künstlich ersetzen kann.

Die Tränendrüsen produzieren ständig Tränen

Freude, Trauer, Kummer, Schmerz aber auch ein Fremdkörper im Auge lassen die Tränen im Überfluß strömen. Normalerweise gibt die Tränendrüse jedoch nur kleine Mengen ab. Die Tränenflüssigkeit ist farblos und schmeckt salzig. Sie wird bei jedem Lidschlag über die Vorderseite des Augapfels gestrichen. Die Tränenflüssigkeit reinigt unser Auge von Staubteilchen und Keimen, befeuchtet die Hornhaut und gleicht Unebenheiten der Hornhaut aus, was für ein scharfes Bild auf der Netzhaut wichtig ist. Überschüssige Tränen fließen im inneren Augenwinkel durch die zwei Tränenröhrchen in den Tränensack, von dort über den Tränennasengang in den unteren Nasengang.

Die Farbenblindheit

In unserer Netzhaut gibt es drei Typen von farbempfindlichen Zapfen. Jeder ist auf eine der drei Grundfarben – Rot, Grün und Blauviolett – spezialisiert. Durch Kombinieren der Grundfarben lassen sich alle anderen Farbtöne mischen. Farbenblindheit besteht, wenn eine Zapfenart ausfällt. Am häufigsten sind die roten oder grünen Zapfen betroffen. Man spricht dann von Rot- oder Grünblindheit, bei der rot bzw. grün nicht farbig gesehen und auch nicht voneinander unterschieden werden können. Männer leiden häufiger an Farbenblindheit als Frauen. Mit Farbtafeln, auf welchen viele farbige Punkte sich zu Buchstaben oder Zahlen zusammenfügen, können Störungen das Farbsinns ausfindig gemacht werden.

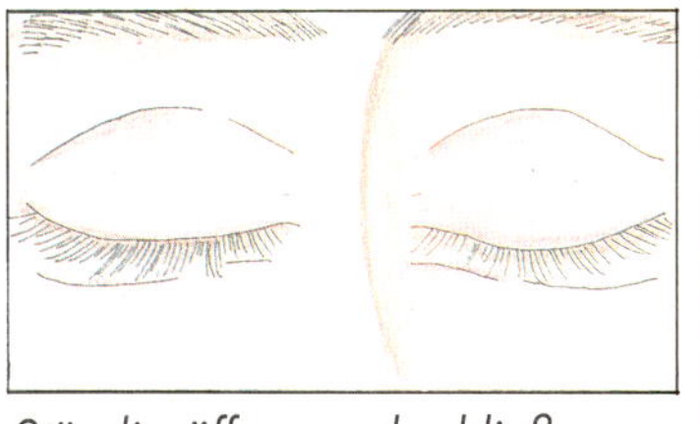

Ständig öffnen und schließen die Augenlider unsere Augen. Ein Lidschlag ist so kurz, daß wir ihn nicht bemerken. Er dauert nur etwa 0,3 Sekunden.

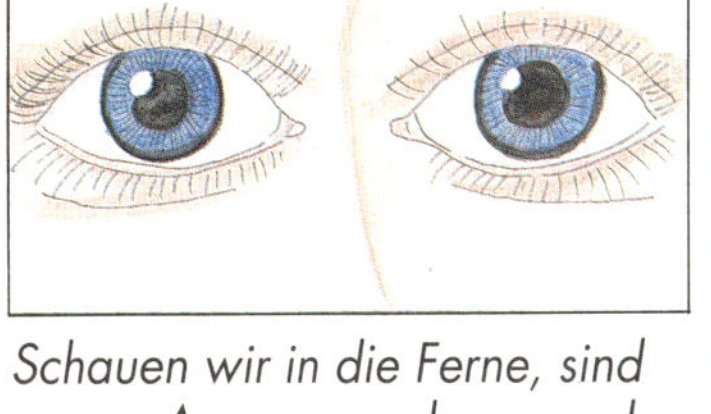

Schauen wir in die Ferne, sind unsere Augen geradeaus nach vorne gerichtet. Betrachten wir Gegenstände aus der Nähe, drehen sich beide Augen etwas nach innen.

17. Die Ohren

Manchmal soll man sich etwas hinter die Ohren schreiben oder seine Ohren aufsperren, andere sitzen auf tauben Ohren oder haben es faustdick hinter den Ohren, und dann gibt es auch diejenigen, die über beide Ohren verliebt sind. Das sind nur einige der vielen Redewendungen, in denen die Ohren eine Rolle spielen. Auf das indogermanische »ous« geht unser heutiges Wort für Ohr zurück, wie übrigens auch das französische »oreille«, das englische »ear« oder lateinische »auris«.

Das Hören

»Musik wird störend oft empfunden, dieweil sie mit Geräusch verbunden,« wußte schon Wilhelm Busch, und er hatte recht. Denn alles, was wir hören, den Klang einer Trompete, das Zirpen von Grillen, aber auch der Krach

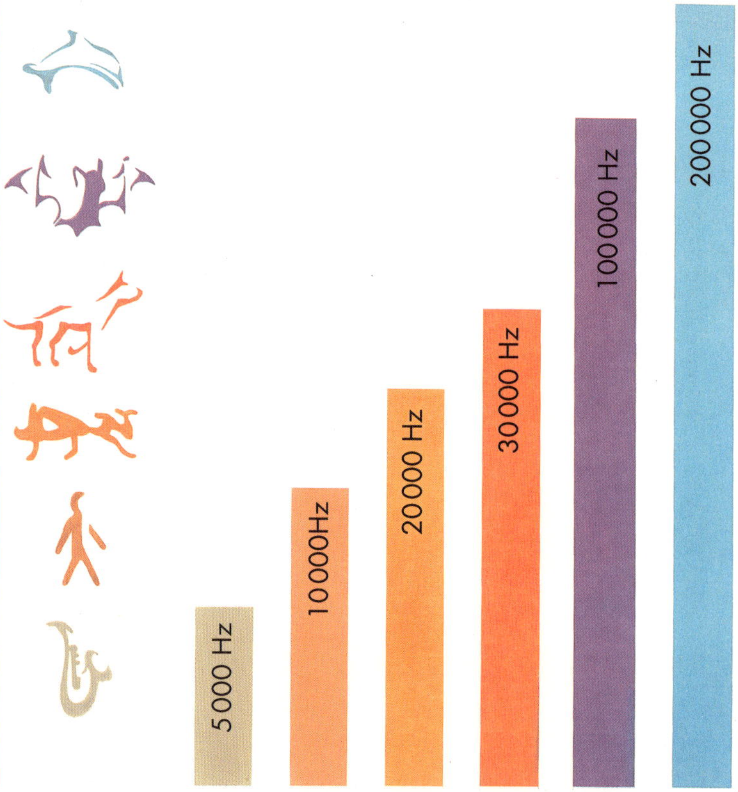

Die Anzahl der Schwingungen pro Sekunde ergibt die Höhe der Töne. Die Einheit für eine Schwingung pro Sekunde lautet 1 Hertz oder 1 Hz. Unser Ohr kann Frequenzen von 16 bis 20000 Hz wahrnehmen. Am besten hören unsere Ohren bei Frequenzen zwischen 2000 und 5000 Hz. Aber viele Tiere wie zum Beispiel der Delphin, die Fledermaus, der Hund oder die Insekten haben einen viel stärker entwickelten Gehörsinn und können deshalb viel besser hören als wir. Wenn wir flüstern beträgt die Lautstärke unserer Stimme 20 bis 40 und beim Sprechen 50 bis 70 Phon. Die Schmerzgrenze liegt bei einer Lautstärke von 120 Phon.

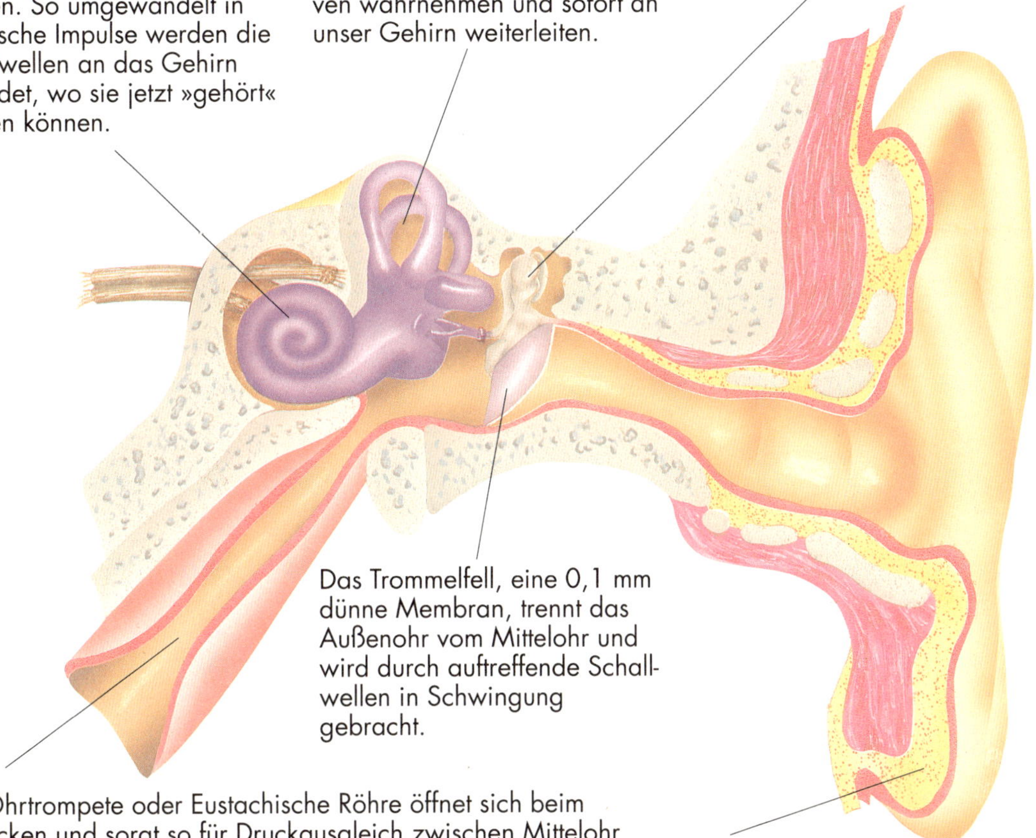

eines Düsenflugzeuges oder das unheimliche Donnern bei einem Gewitter sind Geräusche oder Schallwellen, die von einer Schallquelle ausgehen und die Luft zum Schwingen bringen. Unsere Ohren nehmen die Schallwellen auf und wandeln diese im Innenohr in elektrische Nervensignale um, die zum Gehirn »gefunkt« werden und dort gesichtet und interpretiert oder einfach »gehört« werden.

Unser Gehör kann zwischen hohen und tiefen Tönen, äußerst lauten und leisen Geräuschen unterscheiden. Da Schallwellen, die von der Seite einfallen, das eine Ohr früher als das andere erreichen und vom abgewendeten Ohr leiser wahrgenommen werden, können wir auch die Richtung, aus der der Schall kommt, feststellen. Unsere Ohren leisten Präzisionsarbeit. Aber sie reagieren äußerst sensibel, wenn sie starkem Dauerlärm ausgesetzt werden, zum Beispiel durch Dauerberieselung von lautstarker Musik aus dem Walkman. Dann läuft man Gefahr, diesen Raubbau mit einem Hörschaden bezahlen zu müssen.

Der Gleichgewichtssinn

Im Innenohr befindet sich neben der Schnecke der Gleichgewichtssinn.
Er hilft uns, das Gleichgewicht zu halten, indem er jede Bewegung und Beschleunigung unseres Körpers registriert und sofort dem Gehirn meldet.

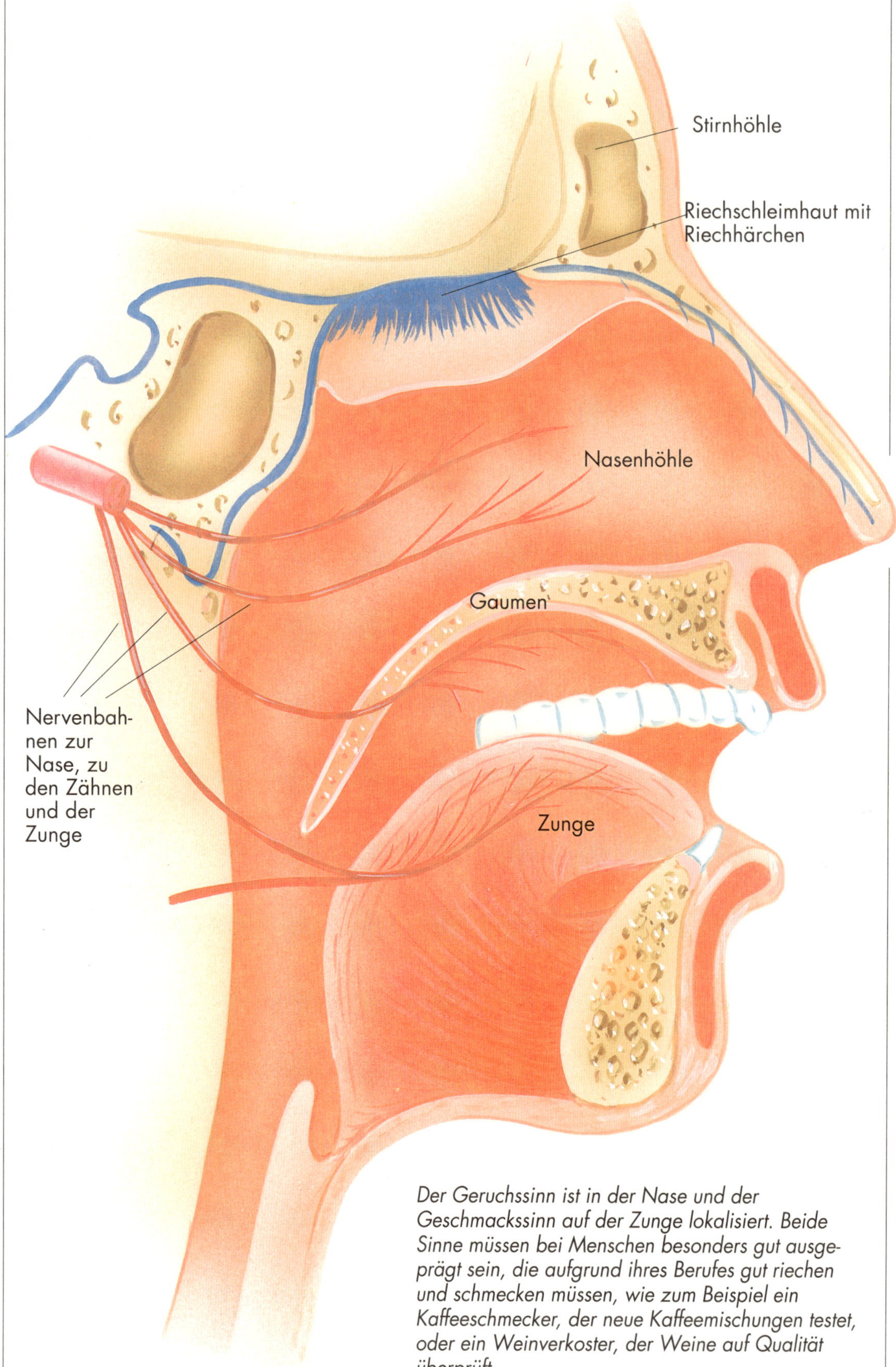

Der Geruchssinn ist in der Nase und der Geschmackssinn auf der Zunge lokalisiert. Beide Sinne müssen bei Menschen besonders gut ausgeprägt sein, die aufgrund ihres Berufes gut riechen und schmecken müssen, wie zum Beispiel ein Kaffeeschmecker, der neue Kaffeemischungen testet, oder ein Weinverkoster, der Weine auf Qualität überprüft.

18. Geruchs- und Geschmackssinn

»Warum rülpset und schmatzet Ihr nicht? Hat es Euch nicht geschmacket?« pflegte Martin Luther bei Tisch zu fragen. Denn schon der Glaubensreformator wußte, daß beim Essen mit offenem Mund – was allerdings nach den Tischsitten von heute verpönt ist – der Wohlgeschmack der Speisen besser zur Geltung kommt. Denn vieles von dem, was wir schmecken, nehmen wir in Wirklichkeit mit der Nase wahr.

Aufgaben des Geruchssinns

Unser Geruchssinn ist nicht so gut entwickelt wie bei den meisten Tieren, dennoch spielen Gerüche auch für uns eine wichtige Rolle. Schon der leckere Duft eines Bratens oder eines Kuchens läßt uns das Wasser im Mund zusammenlaufen. Er wirkt wie ein Signal, die Produktion von Speichel und Magensaft anzukurbeln. Unangenehme Gerüche schützen uns dagegen vor verdorbenen Speisen und Getränken. Außerdem überprüft der Geruchssinn unsere Atemluft auf Gefahren und warnt uns vor Rauch oder schädlichen Gasen.

Am Dach der Nasenhöhle sind die Riechspalten mit der Riechschleimhaut ausgekleidet. Sie bildet das gelbbräunliche Riechfeld in unserer Nase, das ungefähr 1,5 Millionen geruchsempfindliche Sinneszellen enthält und insgesamt 240 mm² groß ist. Erregt ein Riechstoff die Riechhärchen der Sinneszellen, wird der Geruchsreiz zu den Riechkolben und von dort über den Riechstrang zum Reichhirn weitergeleitet. Wesentlich besser entwickelt als beim Menschen ist der Geruchssinn von Hunden. Ein Dackel besitzt etwa 120 Millionen und ein Schäferhund kommt sogar auf 225 Millionen Riechzellen.

Geruchsvorlieben

Nicht alle Gerüche werden von den Menschen als gleich angenehm oder unangenehm empfunden. Gutes Beispiel ist der Knoblauchduft, der von manchen geliebt, von anderen gehaßt wird. Im Altertum hat man sich mit Bittermandelöl und Terpentin parfümiert, in der Renaissance war Baldrian und Pfefferminze als Parfüm in Mode. Für uns ist das heute unvorstellbar. Vorlieben für bestimmte Gerüche ändern sich auch im Laufe eines Lebens: Kinder schätzen Gerüche, die süß und fruchtig duften, in der Pubertät werden schwerere Düfte wie Mochus und Sandelholz interessant.

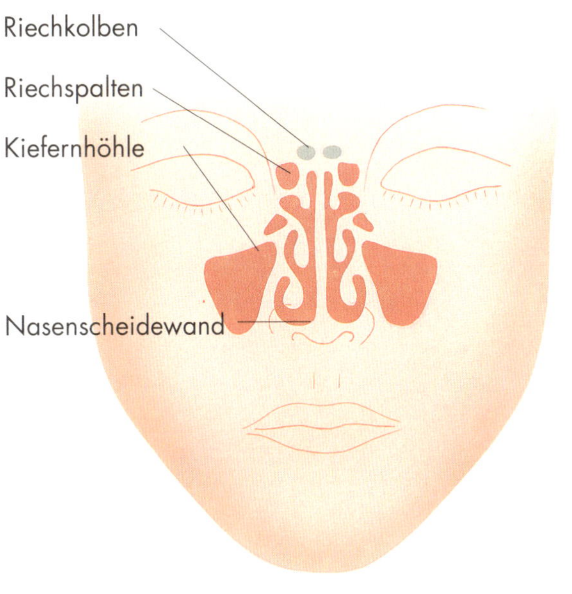

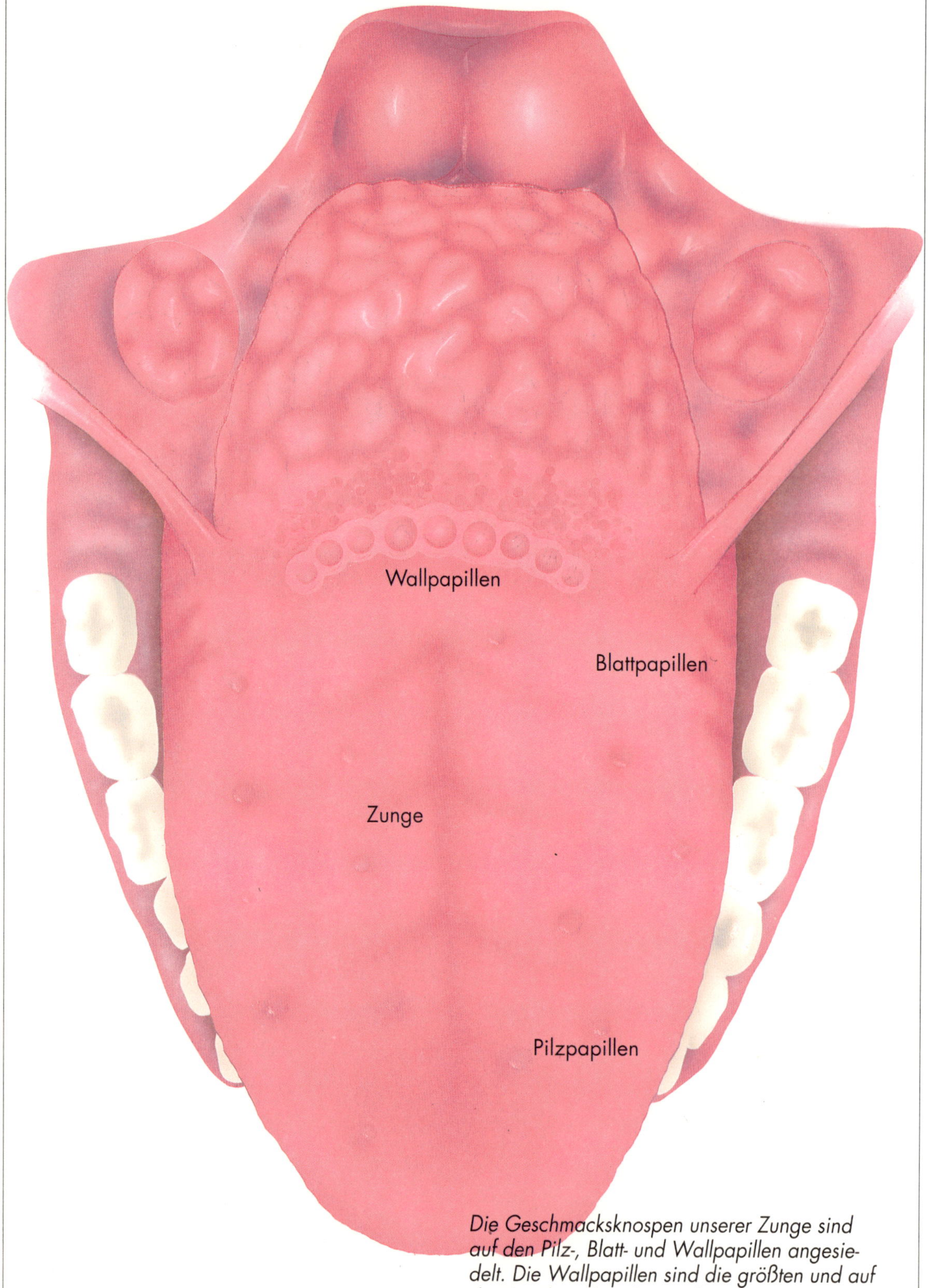

Die Geschmacksknospen unserer Zunge sind auf den Pilz-, Blatt- und Wallpapillen angesiedelt. Die Wallpapillen sind die größten und auf die Geschmacksrichtung »bitter« spezialisiert. Deshalb weisen manche Speisen einen bitteren Nachgeschmack auf, weil sie erst beim Schlucken dort vorbeikommen.

Vom Riechen und Schmecken

Bei der großen Vielfalt der Geschmackserlebnisse, die wir kennen, spielt der Geruchssinn eine wichtige Rolle. Wenn unsere Nase durch einen starken Katarrh »verstopft« ist, schmeckt uns das Essen nicht mehr richtig. Es hat kein Aroma. Auch bei zugehaltener Nase und verschlossenen Augen (dabei nicht schummeln) könnt Ihr feststellen, daß man einen geriebenen Apfel nicht von einer geriebenen Kartoffel geschmacklich unterscheiden kann.
Das Zusammenspiel zwischen Riechen und Schmecken beruht auf der nachbarschaftlichen Lage von Geruchs- und Geschmackssinn. Über die Rachenhöhle sind Mund – der Ort der Geschmacksempfindung – und die Nase – Sitz des Geruchsorgans – miteinander verbunden. So gelangen beim Kauen, vor allem beim Schlucken, gasförmige Aromastoffe vom Rachen in die Nasenhöhle. Bei einer guten Belüftung der Nase schmeckt das Essen deshalb besser.

Die Geschmacksknospen

Nur »süß«, »sauer«, »bitter« und »salzig« können wir mit unserer Zunge wahrnehmen. Jeder dieser vier Geschmacksrichtungen kann man auf der Zungenoberfläche bestimmten Bereichen zuordnen. Ein süßes Bonbon schmeckt am besten auf der Zungenspitze, saure Gurken jedoch an den hinteren Dritteln der Zungenränder. Der Kenner überprüft übrigens auch dort den Wein. Außerdem erweitern Mischempfindungen das Geschmacksspektrum, so schmeckt eine Orange süß und sauer oder eine Pampelmuse süß, sauer und zugleich bitter.
Das Geschmacksorgan wird von den kleinen tönnchenförmigen Geschmacksknospen gebildet. Träger der Geschmacksknospen sind die Pilzpapillen, die Blattpapillen und die Wallpapillen. Die Geschmackstoffe können mit den Sinneszellen der Geschmacksknospen nur in Kontakt treten, wenn sie mit dem Speichel in gelöster Form herangebracht werden.

Wächter unserer Nahrung

Mit Hilfe unseres Geschmackssinns können wir in den Mund Geratenes auf Genießbarkeit überprüfen. Besonders empfindlich reagiert unser Geschmackssinn auf alles, was »bitter« schmeckt, da Bitterstoffe oft giftig sind. Bei stärkeren Bitterreizen wird sogar Brech- und Würgereiz ausgelöst. Ein anderes Beispiel sind süße, reife Früchte, die uns von Natur aus besser munden als saure und unreife. Übrigens »scharf« ist keine Geschmacks-, sondern eine Schmerzempfindung. Neben der Kontrolle der Nahrung und der Übermittlung von Genüssen, regt der Geschmackssinn die Arbeit der Verdauungsdrüsen an, um Magen und Darm auf die ankommende Nahrung vorzubereiten.

Die Geschmacksfelder auf unserer Zunge

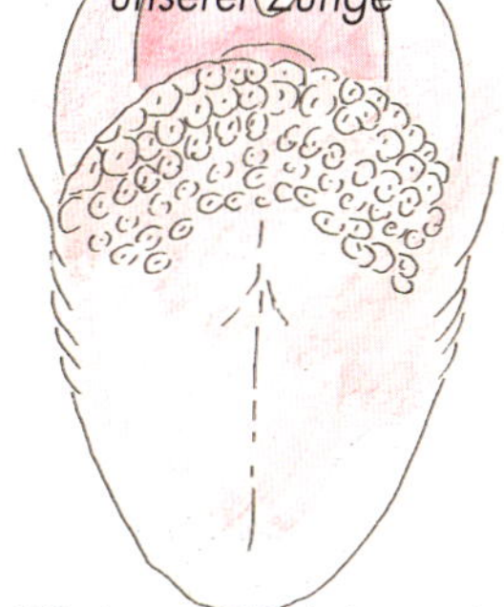

süß: *hauptsächlich an der Zungenspitze*

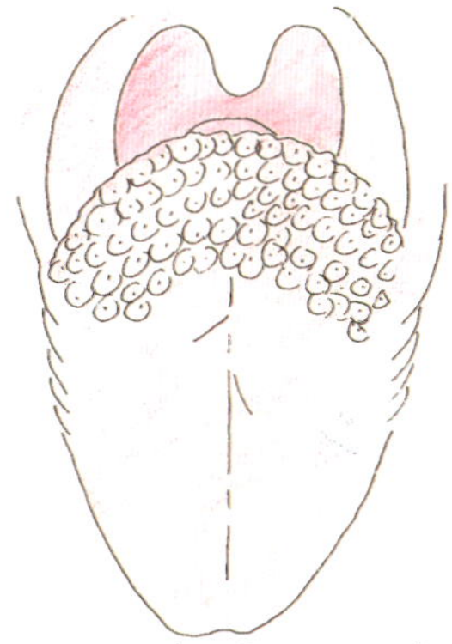

sauer: *an den Seiten im hinteren Drittel*

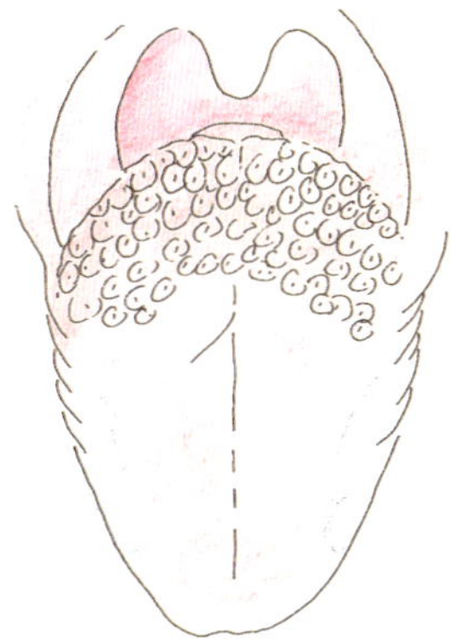

salzig: *an den Zungenrändern*

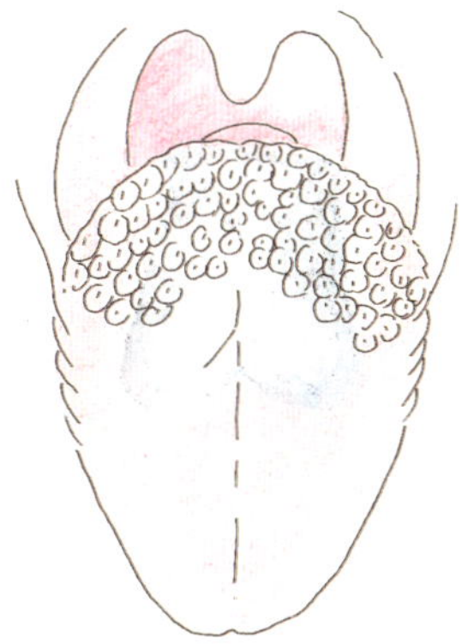

bitter: *vor dem Zungengrund*

19. Die Haut

Niemand kann aus seiner Haut heraus, auch wenn er vielleicht am liebsten aus seiner Haut fahren möchte. Aber wenn es uns gut geht, fühlen wir uns pudelwohl in unserer Haut. Unsere Körperhülle, die übrigens im Althochdeutschen »hut« genannt wurde, spielt in vielen Redewendungen dieser Art eine Rolle. Bestimmt kennt Ihr noch ein paar andere!

Die drei Schichten der Haut:
Unsere Haut besteht aus drei Schichten: Oberhaut (Epidermis), Lederhaut (Corium) und Unterhaut (Subcutis).
Die Oberhaut setzt sich aus mehreren Zellschichten zusammen. Die Hornschicht an der Oberfläche enthält wie auch Fingernägel und Haare das harte Eiweiß, Keratin. In der untersten Zellage entstehen laufend neue Zellen. Diese wandern innerhalb von rund dreißig Tagen an die Oberfläche, wobei sie verhornen und absterben. Oben angekommen bilden sie die Hornhaut und werden als Hornschüpp-

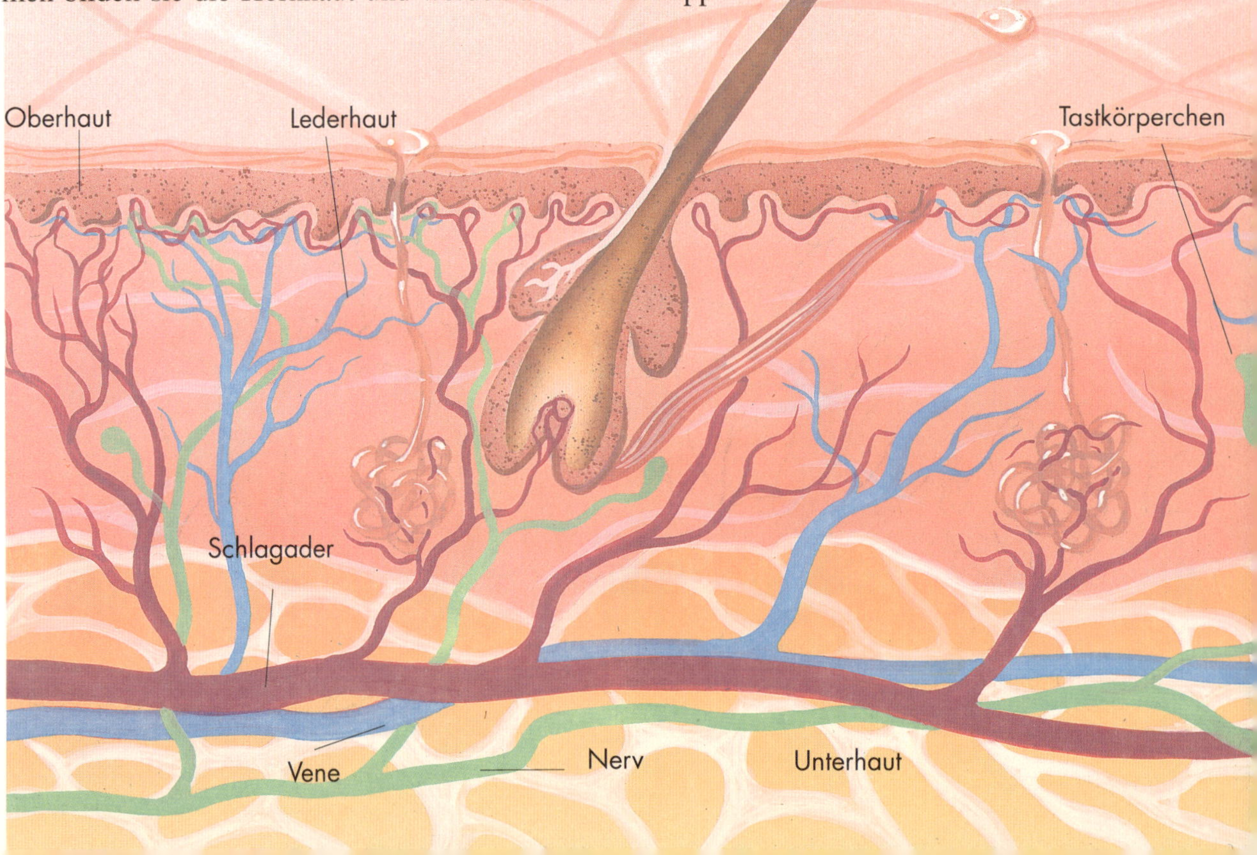

chen allmählich abgestoßen. Im Laufe eines Lebens kommt die stattliche Menge von etwa zwanzig Kilogramm zusammen. Oberhaut und Lederhaut sind durch zapfenartige Vorsprünge miteinander fest verzahnt. Die Lederhaut besteht aus straffem Bindegewebe. Ihr hoher Gehalt an zugfesten Faserbündeln aus Kollagen und an elastischen Fasernetzen aus Elastin machen die Haut reißfest und elastisch. Die Lederhaut enthält Blut- und Lymphgefäße, eine große Anzahl von Hautsinnesorganen sowie Talg- und Schweißdrüsen. Die Haare – sie sind wie die Hornschicht abgestorbene, verhornte Zellen – stecken schräg zur Oberfläche in der Haut. Die Haarwurzeln reichen tief hinunter bis zur Unterhaut. Die unterste Schicht unserer Außenhülle ist reich an Fettzellen. Das Unterhautfettgewebe wirkt als Polster zum Beispiel an den Fußsohlen, als Isolierung gegen Wärmeverluste und auch als Energiespeicher. Wenn wir zuviel essen, deponiert der Körper das überschüssige Fett in der Unterhaut.

Unsere Außenschicht, die Haut, ist am Körper bis auf wenige Stellen nur spärlich behaart. Aber völlig frei von Haaren sind nur die Lippen, die Fußsohlen und die Handinnenflächen.

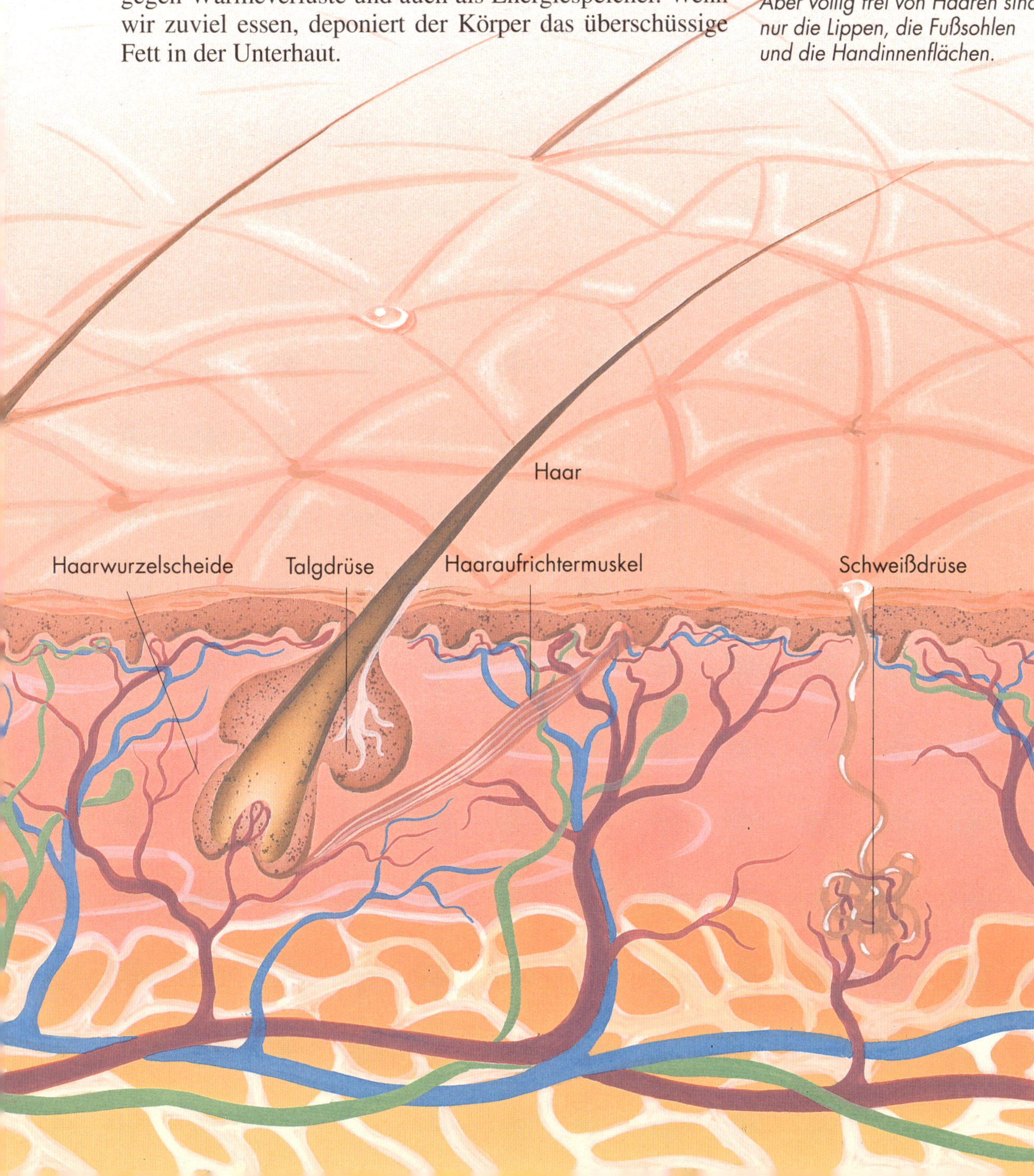

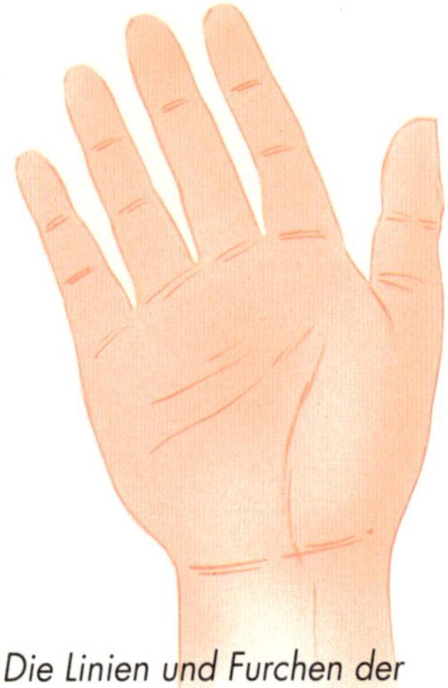

Die Linien und Furchen der Hände und Finger sind bei jedem Menschen verschieden.

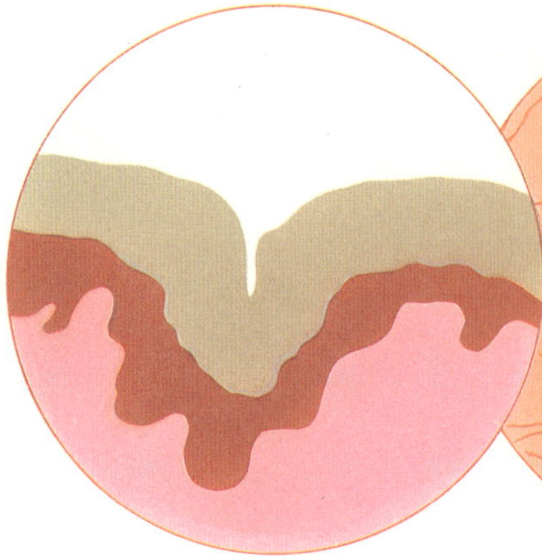

Durch die Verzahnung der Oberhaut und Lederhaut entsteht das typische Hautrelief.

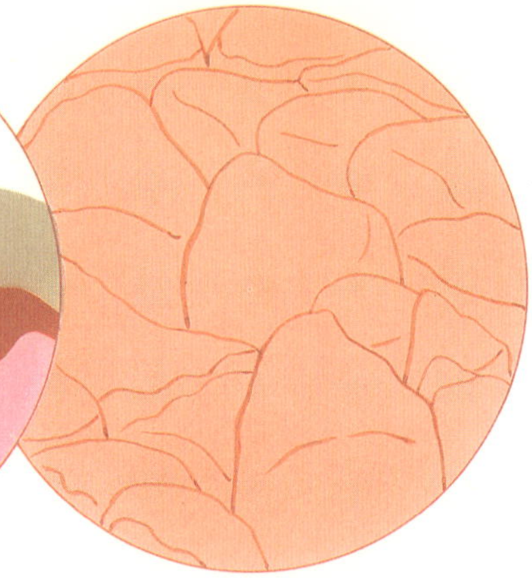

Verhornte, abgestorbene Zellen werden ständig als Hornschüppchen von unserer Haut an der Oberfläche abgestoßen.

Die Aufgaben der Haut

Wo gibt es einen Stoff mit folgenden Eigenschaften? Er soll weich, elastisch und dehnbar aber zugleich auch straff, reiß- und druckfest und, bitteschön, auch noch wasserdicht sein. Mutter Natur hat dieses wundervolle Material schon fabriziert: unsere Haut. Mit einer Oberfläche von annähernd zwei Quadratmetern ist die Haut das größte Organ des Menschen. Sie umgibt als schützende Hülle unseren Körper und bewältigt zahlreiche, lebenswichtige Aufgaben.

Als Sinnesorgan dient unsere Haut als Warnanlage des Körpers. Denn sie registriert Druck, Berührung, Vibrationen, Kälte und Wärme sowie Schmerz und Juckreiz. Als Schutzorgan verhindert sie das Eindringen von Schmutz, Giften und Krankheitserregern und schützt vor den ultravioletten Strahlen der Sonne. Um die Körpertemperatur konstant zu halten, erweitern sich die Blutgefäße der Haut, wenn Wärme nach außen abgegeben werden muß. Gut durchblutet sieht unsere Haut rosig bis kräftig rot aus. Sie wird blaß, wenn die Blutgefäße sich verengen, wodurch die Wärmeabgabe sich vermindert. Auch das Schwitzen trägt zur Abkühlung bei. Normalerweise wird aber nur ein halber Liter

Gänsehaut

Tiere richten ihre Haare auf, um sich vor Kälte zu schützen. Das aufgestellte Fell wirkt wie ein wärmeisolierender Mantel. Wenn wir frieren, richten auch bei uns die klitzekleinen Haarmuskeln die Körperhaare auf. Dabei wird die Haut an den Ansatzstellen der Muskeln ein wenig eingezogen. Wir haben eine Gänsehaut. Allerdings ist unser »Haarkleid« so dünn, daß es uns nicht mehr warmhalten kann.

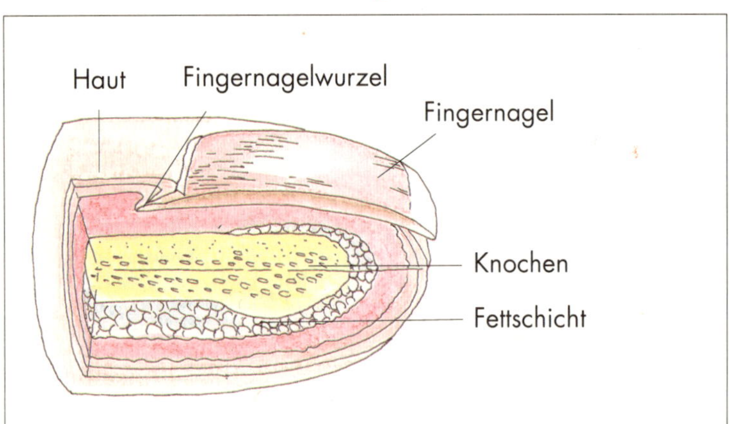

Unsere Nägel sind 0,5 mm starke Hornplatten. Sie wachsen pro Woche 0,8 bis 1,5 mm. Die Nägel schützen Finger- und Zehenkuppen und bilden beim Berühren ein hartes Widerlager. Fehlt ein Fingernagel, können wir mit diesem Finger nicht mehr so gut tasten.

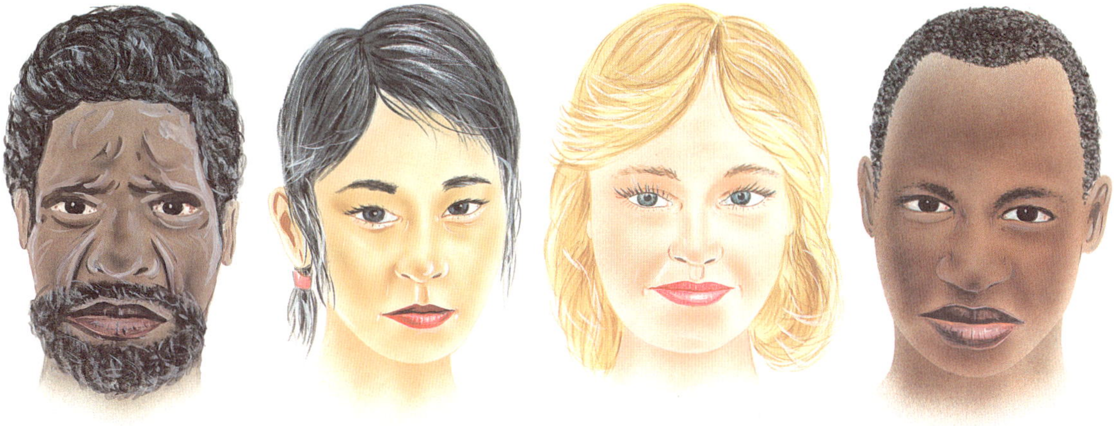

Wasser pro Tag über die Haut abgegeben. Die Haut bewahrt unseren Körper einerseits vor dem Austrocknen, andererseits verhindert sie, daß Wasser von außen eindringen kann. Der von den Talgdrüsen produzierte Talg macht unsere Haut geschmeidig und wasserundurchlässig.

Die Menschen haben, je nach dem aus welchem Erdteil sie kommen oder ihre Vorfahren stammen, eine unterschiedliche Hautfarbe. Unter der Hülle sind jedoch die Menschen gleich.

Der unverwechselbare Fingerabdruck

Die Fingerabdrücke eines Menschen gibt es auf der ganzen Welt kein zweites Mal. Parallel gerichtete Leisten und Furchen zeichnen auf der Haut der Finger in Form von Bögen, Schleifen oder Wirbeln ein einzigartiges Relief. Dieses Muster bleibt das ganze Leben lang unverändert erhalten. Es ist so typisch, daß die Identität eines Menschen anhand seiner Fingerabdrücke einwandfrei festgestellt werden kann.

Die unterschiedlichen Hautfarben

Ob weiß oder gelblich, ob schwarz oder braun – ein und derselbe Farbstoff bestimmt die Farbe unserer Haut. Alle Menschen besitzen etwa gleich viele Pigmentzellen in der Epidermis. Sie heißen Melanozyten und produzieren das Pigment Melanin. Die Unterschiede in den Hautfarben kommen zustande aufgrund der unterschiedlichen Mengen an Melanin, die in diesen Zellen gebildet werden. Das Melanin schützt unseren Körper vor Schädigung durch die gefährlichen ultravioletten Strahlen der Sonne. Deshalb haben Menschen, die in heißen, sonnigen Gebieten leben, eine dunkle Hautfarbe mit einem hohen Gehalt an Melanin. In kühlen, gemäßigten Breiten reichen zum Schutz vor dem Sonnenlicht hellere Hauttöne aus. Aber auch bei uns wird die Pigmentbildung angekurbelt, wenn wir uns der Sonne aussetzen. Doch die Bräune ist nicht von langer Dauer und verschwindet in unseren nicht gerade Sonne verwöhnten Gefilden bald wieder.

Sommersprossen

Sommersprossen sind gelbe bis braune Flecken auf der Haut. Sie erscheinen besonders häufig im Sommer. Ursache sind lokale Pigmentansammlungen.

Die Haare auf unserem Kopf wachsen im Monat etwa zehn Millimeter. Sie haben eine Lebensdauer von zwei bis sechs Jahren. Unsere Wimpern werden aber nur drei bis sechs Monate alt. Der Gehalt an Melanin bestimmt die Farbe unserer Haare. Bei Rothaarigkeit ist die Struktur des Melanins ein wenig verändert. Beim Albino sind die Haare weiß, weil das Pigment fehlt.

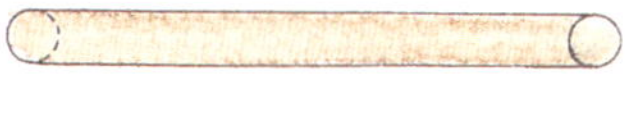

glattes Haar

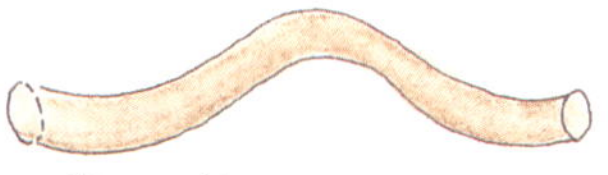

welliges Haar

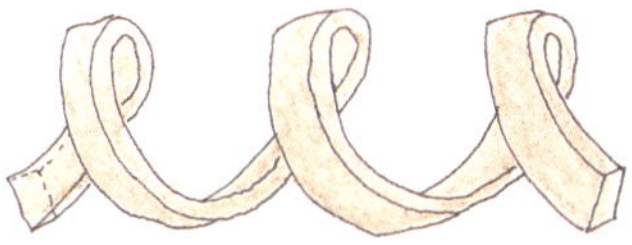

stark welliges Haar

Die Form unserer Haare hängt vom Querschnitt der Haare ab und ob sie gerade oder gekrümmt in die Haut eingebaut sind.

20. Ein neues Leben beginnt

Die Entstehung eines neuen kleinen Menschen ist immer wieder ein Wunder. Unvorstellbar, aber wahr – das Leben von jedem Menschen beginnt mit einer einzigen Zelle, der befruchteten Eizelle. Sie entsteht, wenn eine Samenzelle des Vaters und eine Eizelle der Mutter miteinander verschmelzen. Dieses Ereignis nennt man Befruchtung oder Empfängnis, und es ist der Startpunkt für ein neues Leben. Jetzt setzt eine phantastische Entwicklung ein, bis schließlich nach neun Monaten ein etwa fünfzig Zentimeter großes Baby das Licht der Welt erblickt. Danach vergehen aber noch viele Jahre bis aus dem Menschlein nach der Kindheit und Jugendzeit ein erwachsener Mensch geworden ist.

Der Eileiter stellt die Verbindung vom Eierstock zur Gebärmutter her. Er ist zehn bis 15 cm lang. Die Gebärmutter ist die erste Wohnung für ein heranwachsendes Kind. Über die Scheide verläßt das Kind den Körper der Mutter. Der Scheidengang ist etwa zehn Zentimeter lang und kann sich bei der Geburt sehr stark erweitern.

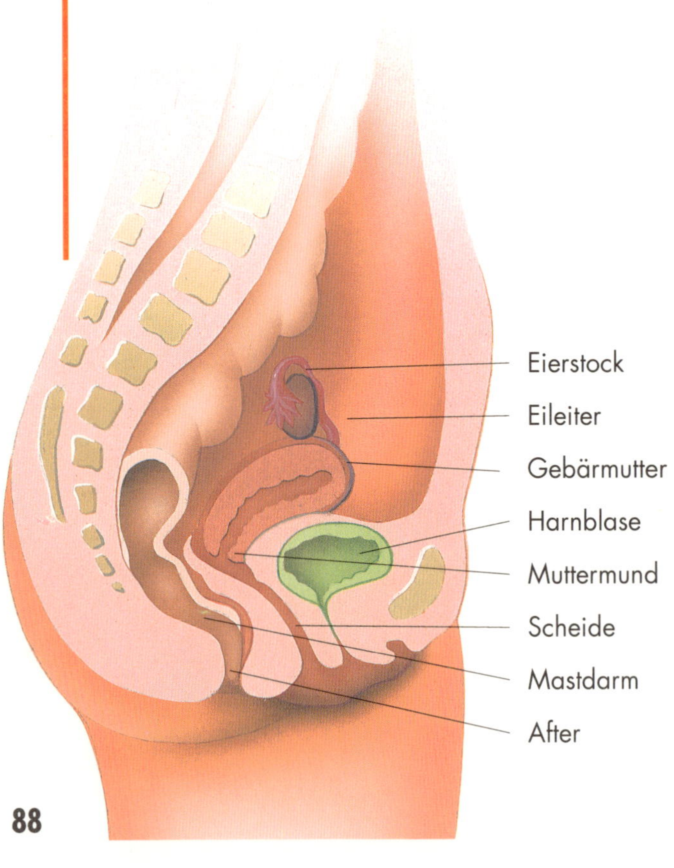

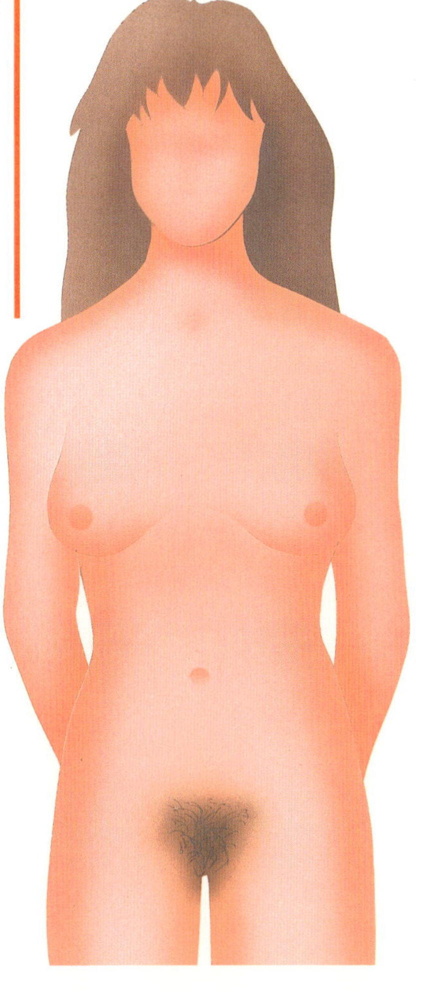

Die weibliche Geschlechtsorgane

Bei der Frau liegen die Geschlechtsorgane vor allem im Körper. Manche vergleichen die Form und Größe der beiden Eierstöcke einer Frau mit einer abgeplatteten Walnuß, andere mit einer großen Dörrpflaume. Monat für Monat reift in einem der beiden – abwechselnd im linken oder rechten – eine Eizelle heran. Schon bei der Geburt eines Mädchens ist jeder Eierstock mit etwa 200 000 Eizellen ausgestattet. Aber während der Zeit, in der eine Frau in ihrem Leben Babys bekommen kann, reifen davon höchstens nur etwa 400 bis 500 Eizellen heran.

Die männlichen Geschlechtsorgane

Die äußerlich sichtbaren Geschlechtsorgane beim Mann sind das Glied (Penis) und der Hodensack, in dem sich die beiden eiförmigen Hoden samt Nebenhoden befinden. Die Hoden müssen außerhalb des Körpers liegen, weil die normale Körpertemperatur im Bauch für die Bildung der Samenzellen zu hoch wäre. Die Samenzellen erinnern in ihrer Form an Kaulquappen. Sie besitzen einen ovalen Kopf, den Zellkörper mit Zellkern, und eine lange Geißel, mit der sie sich fortbewegen. Im Nebenhoden werden die Samen gespeichert. Der Samenleiter verbindet den Nebenhoden in der Prostata mit der Harnröhre. Um die Samenfäden zu ernähren und ihre Beweglichkeit zu erhöhen, werden beim Samenerguß die Spermien mit den Sekreten von Samenbläschen und die Prostata vermischt. Durch die Harnröhre wird der Samen durch rhythmisches Zusammenziehen der Wandmuskulatur hinausgeschleudert.

In beiden Hoden des Mannes werden jeden Tag etwa 500 Millionen Samenzellen gebildet. Von dort wandern sie in die Nebenhoden, wo sie 10 bis 20 Tage verbleiben.

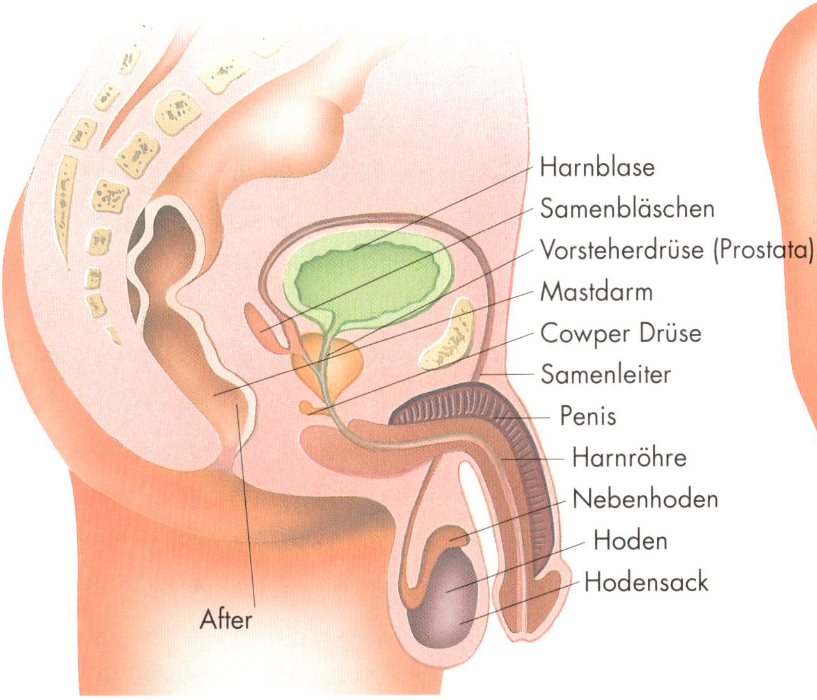

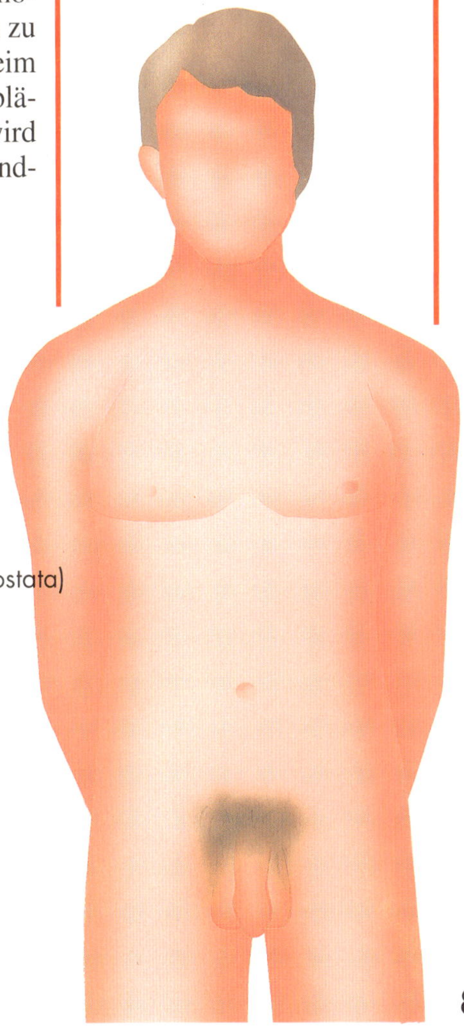

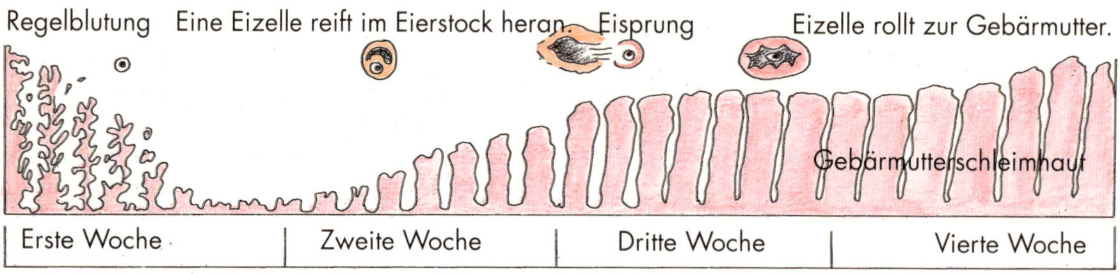

Monat für Monat bereitet die Gebärmutter ein Bett, in das sich die Eizelle nach einer Befruchtung einnisten kann.

Der Menstruationszyklus

Etwa um das elfte Lebensjahr setzt bei den Mädchen die erste Monatsblutung ein. Damit kommt der Menstruationszyklus, ein hormonell gesteuerter Kreislauf, in Gang. Er dauert etwa 28 Tage. Jeden Monat wird nun in der ersten Zyklushälfte eine Eizelle reif. Sie reift in einem Eibläschen, dem Follikel, heran. Zuerst ist dieser Follikel so klein wie ein Stecknadelkopf, erreicht aber bald die Größe einer großen Weinbeere. Etwa in der Mitte des Zyklus findet der Eisprung statt. Der Follikel platzt, das Ei wird ausgestoßen und vom Eileiter aufgefangen. Im Hinblick auf eine mögliche Schwangerschaft wird die Schleimhaut der Gebärmutter dicker und gut durchblutet. Wird die Eizelle nicht befruchtet, wird ein großer Teil der Gebärmutterschleimhaut mit Blut vermischt etwa 14 Tage nach dem Eisprung ausgestoßen. Der monatliche Kreislauf beginnt von neuem.

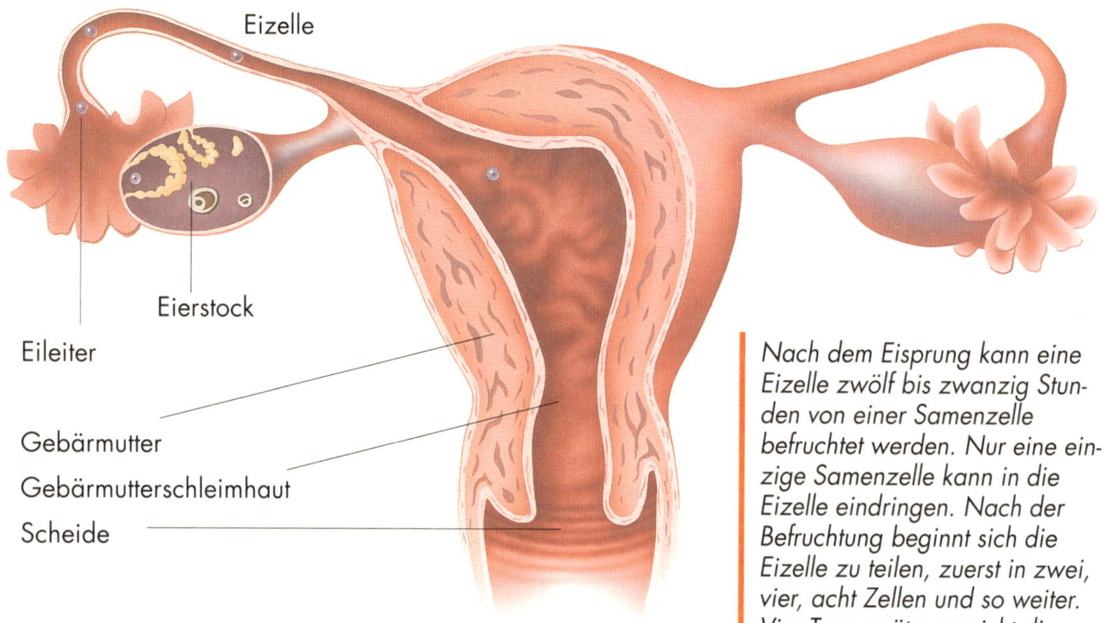

Nach dem Eisprung kann eine Eizelle zwölf bis zwanzig Stunden von einer Samenzelle befruchtet werden. Nur eine einzige Samenzelle kann in die Eizelle eindringen. Nach der Befruchtung beginnt sich die Eizelle zu teilen, zuerst in zwei, vier, acht Zellen und so weiter. Vier Tage später erreicht die befruchtete Eizelle die Gebärmutter und beginnt sich sieben Tage nach der Befruchtung in die Gebärmutterschleimhaut einzunisten.

Die Schwangerschaftsverhütung

Es gibt verschiedene Möglichkeiten, sich vor einer ungewollten Schwangerschaft zu schützen. Barrieremethoden sind das Kondom und das Scheidenpressar, das auch Diaphragma genannt wird. Sie verhindern, daß sich die Samenzellen auf den Weg durch die Gebärmutter und den Eileiter zur Eizelle machen können. Das Kondom, ein hauchdünner Gummischlauch mit einem verschlossenem Ende, wird über das steife Glied gezogen und das Diaphragma, eine Gummikappe, wird auf den Muttermund aufgesetzt. Man kann auch in die Gebärmutter ein Intrauterinpressar oder eine Spirale einsetzen, wodurch das Einnisten einer befruchteten Eizelle verhindert wird. Und dann gibt es noch die Antibabypille. Sie enthält die weiblichen Geschlechtshormone Östrogen und Gestagen und spiegelt dem Organismus eine Schwangerschaft vor. Neben anderen ist die wichtigste Konsequenz der Pilleneinnahme, daß im Eierstock keine Eizelle heranreift und dadurch keine Befruchtung möglich ist. Die Pille ist aber nur dann ein zuverlässiger Schutz, wenn sie regelmäßig eingenommen wird.

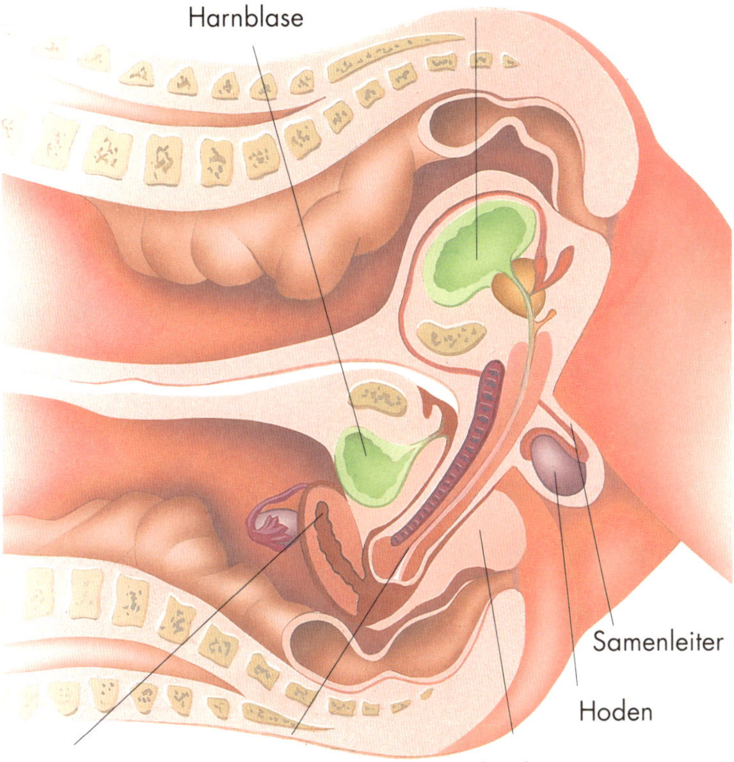

Die Empfängnis

Die Empfängnis ist der Beginn eines neuen Lebens. Ei- und Samenzelle kommen zusammen, wenn ein Mann und eine Frau miteinander Geschlechtsverkehr hatten oder, wie man auch sagt, miteinander geschlafen haben. Mann und Frau liebkosen sich zunächst zärtlich, dadurch werden sie beide erregt. Beim Mann füllt sich das normalerweise schlaffe Glied mit immer mehr Blut, wodurch der Penis anschwillt, versteift und sich aufrichtet. Der Mann steckt den Penis vorsichtig in die Scheide der Frau hinein. Durch rhythmische Bewegungen kommt es zum Höhepunkt, dem Orgasmus. Dabei wird das Sperma, die Samenzellen plus Samenflüssigkeit, ruckartig in die Scheide geschleudert. Bei einem Samenerguß werden Millionen von Spermien auf die Reise geschickt – 200 bis 300 Millionen.

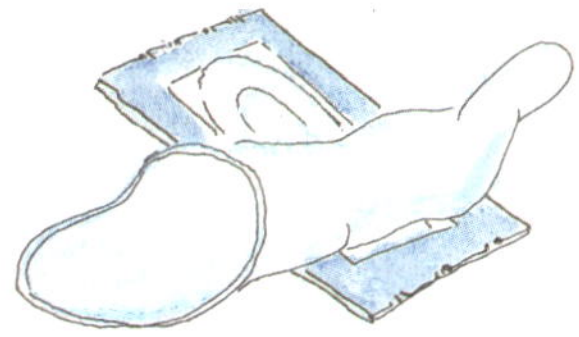

Kondom

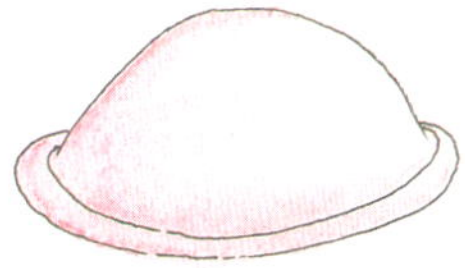

Diaphragma

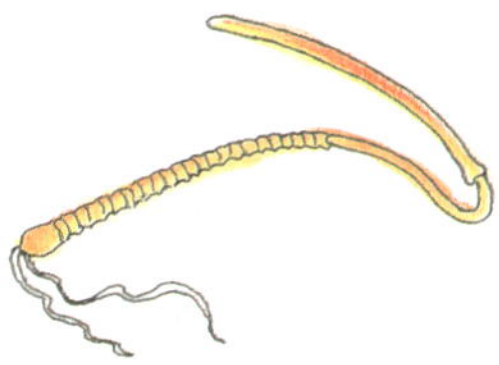

Spirale

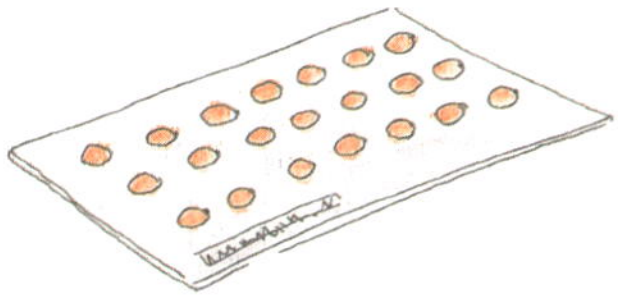

Antibabypille

Für die Verhütung einer Schwangerschaft sind Mann und Frau immer gemeinsam verantwortlich, wenn noch keine Schwangerschaft geplant oder erwünscht ist.

Durch den Geschlechtsverkehr gelangen die Spermien des Mannes in die Scheide der Frau. Damit beginnt ein Wettlauf durch die Gebärmutter und den Eileiter zur Eizelle. Denn nur eine einzige Samenzelle kann das Ei befruchten.

Die ersten neun Monate

Aus einem winzigen Embryo, der zu Beginn nicht größer ist als ein Punkt, entwickelt sich in rund neun Monaten ein etwa einen halben Meter großer Säugling mit einem Gewicht von 3000 bis 3500 Gramm. Der Fahrplan für die Entwicklung und auch die Informationen über seine individuellen körperlichen und geistigen Eigenheiten sowie über sein Geschlecht sind in den Genen, den Erbinformationen, der befruchteten Eizelle genau festgeschrieben. Sie stammen je zur Hälfte von der Mutter und vom Vater.

Die Ultraschalluntersuchung: Mit einem Gerät, das Schallwellen sehr hoher Frequenz aussendet, wird der Fötus auf einem Bildschirm sichtbar gemacht. Die Ultraschalluntersuchung spürt schon früh eventuelle Krankheiten, aber auch das Geschlecht des Embryos auf. Außerdem sehen die Eltern auf diese Weise ihr Baby zum ersten Mal.

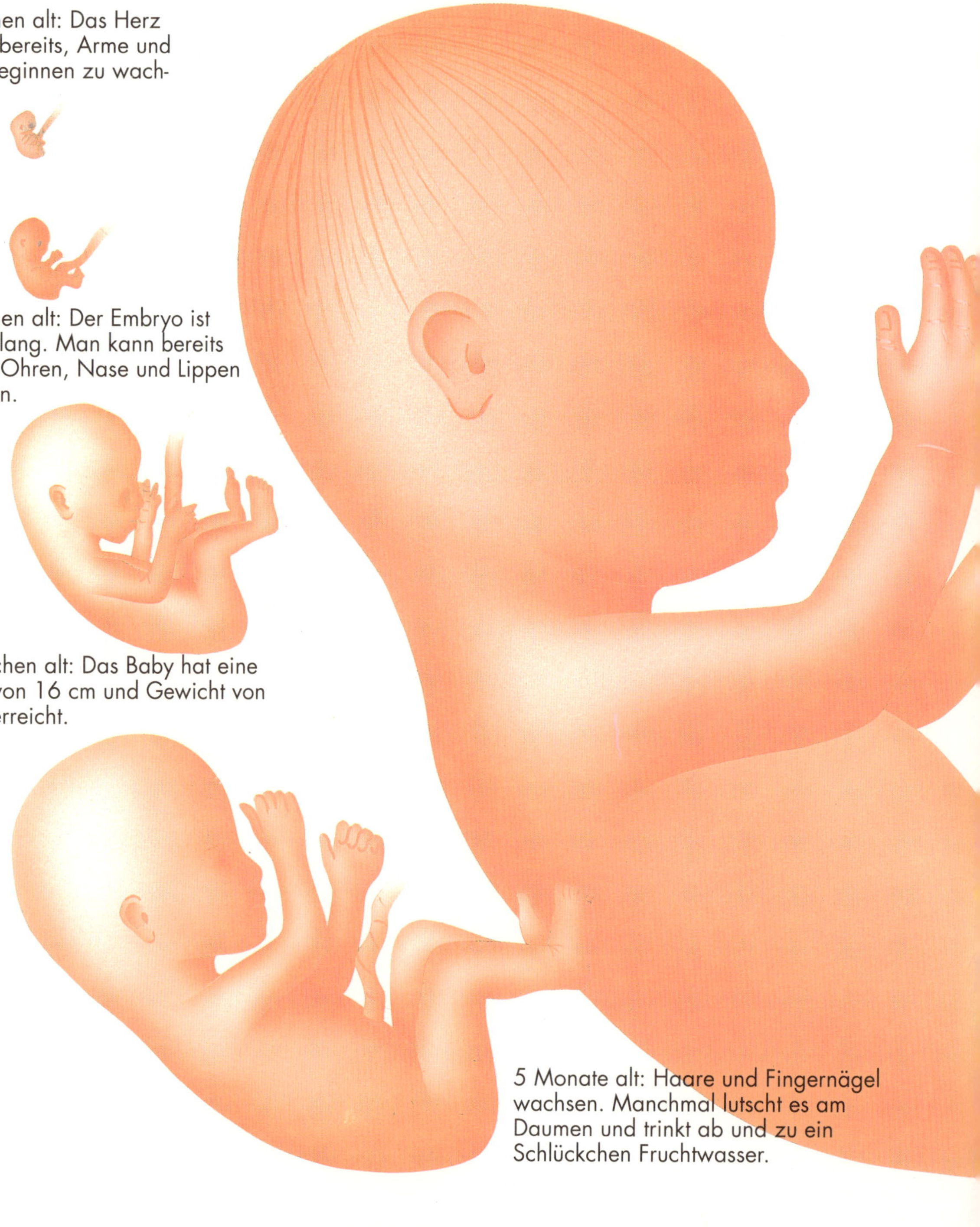

5 Wochen alt: Das Herz schlägt bereits, Arme und Beine beginnen zu wachsen.

8 Wochen alt: Der Embryo ist 30 mm lang. Man kann bereits Augen, Ohren, Nase und Lippen erkennen.

16 Wochen alt: Das Baby hat eine Größe von 16 cm und Gewicht von 250 g erreicht.

5 Monate alt: Haare und Fingernägel wachsen. Manchmal lutscht es am Daumen und trinkt ab und zu ein Schlückchen Fruchtwasser.

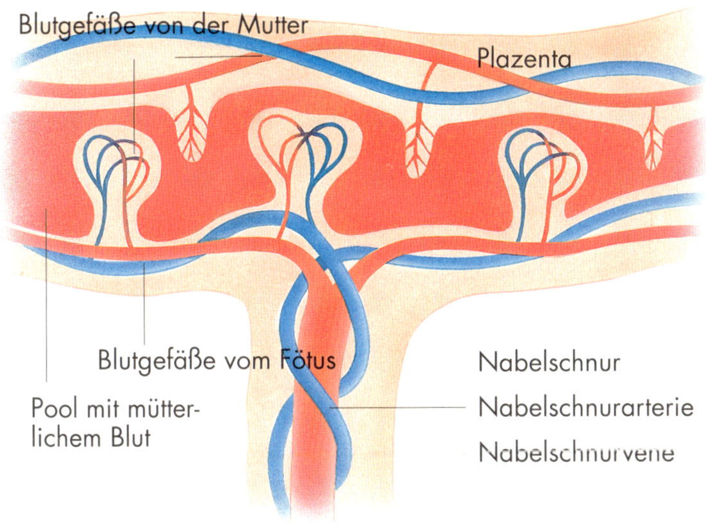

Die Plazenta:
Alles, was das heranwachsende Kind zur Ernährung braucht, erhält es über die Plazenta – ein scheibenförmiges Organ, das an der Gebärmutterwand gebildet wird.
Das Blut des Kindes strömt durch die Nabelschnur zur Plazenta und nimmt dort Sauerstoff und viele Nährstoffe aus dem Blut der Mutter auf. Außerdem gibt es Abfallstoffe ab, die vom Blut der Mutter wegtransportiert werden. Der Blutkreislauf der Mutter und der Blutkreislauf des Kindes sind streng von einander getrennt, damit dieses Versorgungssystem funktioniert.

Der Embryo lebt geschützt in der Gebärmutter in der mit Flüssigkeit gefüllten Fruchtblase. Seine Entwicklung ist rasant. Schon nach acht Wochen sind alle wichtigen Organe angelegt und der Embryo sieht bereits aus wie ein winziges Kind. Jetzt wird der Embryo Fötus genannt.

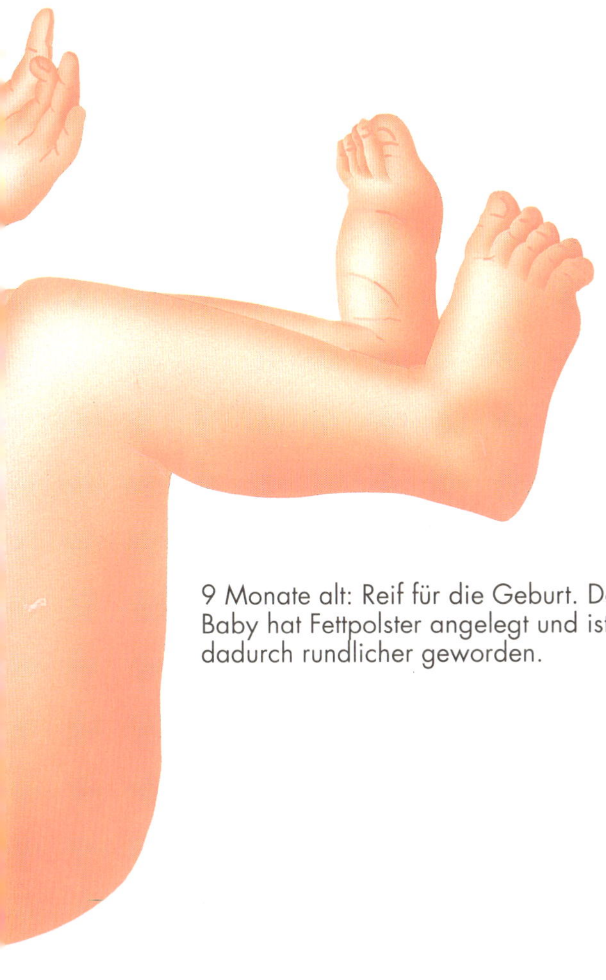

9 Monate alt: Reif für die Geburt. Das Baby hat Fettpolster angelegt und ist dadurch rundlicher geworden.

Kann das Baby hören?
Ab einem Alter von 20 Wochen kann der Fötus Geräusche außerhalb des Mutterbauches wahrnehmen. Die Stimmen der Eltern sind ihm bald vertraut.
Auch auf Musik reagiert er mit zunehmendem Alter unterschiedlich temperamentvoll. Es ist möglich, das Baby an wohlklingende Musik oder Geräusche, die ihm immer wieder vorgespielt werden, zu gewöhnen.

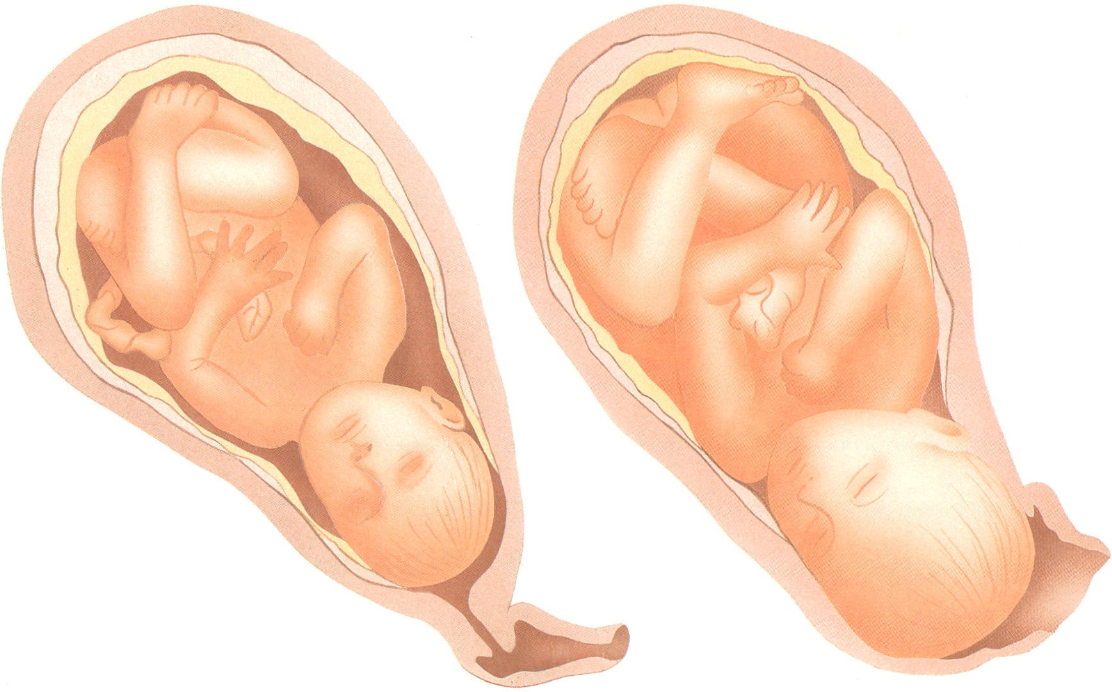

(1) Die meisten Babys liegen vor der Geburt mit dem Kopf nach unten in der Gebärmutterhöhle. Während der Schwangerschaft ist der Gebärmutterhals fest verschlossen, um das Kind vor Krankheitserregern zu schützen.

(2) In der ersten Phase der Geburt muß sich der Gebärmutterhals so weit öffnen, daß das Baby hindurchpaßt. Durch rhythmische Kontraktionen der Gebärmuttermuskeln wird der Kopf nach unten in den Geburtskanal gestoßen.

Ein Kind wird geboren

Nach neun Monaten ist es so weit. Der kleine neue Erdenbürger wird geboren. Für die Eltern ist der Tag der Geburt ein großes Ereignis, dem sie mit Spannung und Hoffnung entgegenblicken, und für das Kind die erste große und zugleich bedeutendste Reise in seinem Leben. Am Ende der Schwangerschaft bringt die werdende Mutter rund elf Kilogramm mehr auf die Waage. Davon kommen etwa 3000 bis 3500 Gramm auf das Baby.

Es gibt verschiedene Signale, die die bevorstehende Geburt ankündigen, wie zum Beispiel ein leichtes Ziehen im Bauchraum oder im Kreuz. Das sind die sogenannten »Vorwehen«. Sie dauern nur einige Sekunden und treten unregelmäßig auf.

Wenn die Geburt beginnt, werden die Wehen regelmäßig und kommen zuerst etwa alle 15 Minuten und dann in immer kürzer werdenden Abständen. Bei jeder Wehe ziehen sich die Muskeln der Gebärmutterwand zusammen. Wie Wellen schwellen die Wehen bis zu einem Höhepunkt an und flauen danach wieder ab.

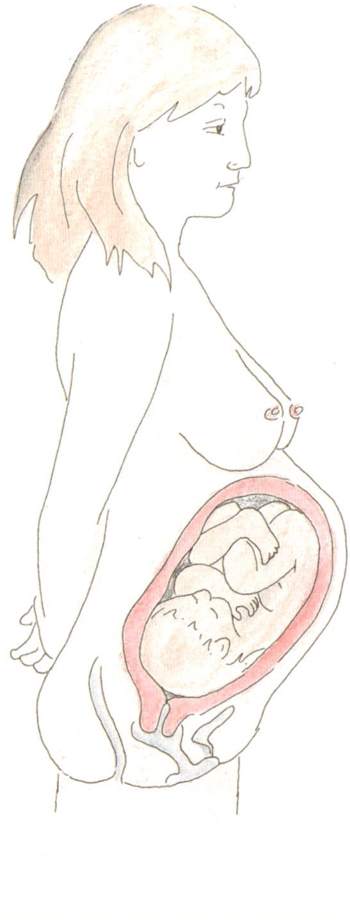

Für die Geburt bringt sich das Baby in die richtige Lage – mit dem Kopf nach unten. Es trainiert bereits für die Reise und macht Streckübungen. Es streckt sich und drückt mit dem Kopf auf den Muttermund.

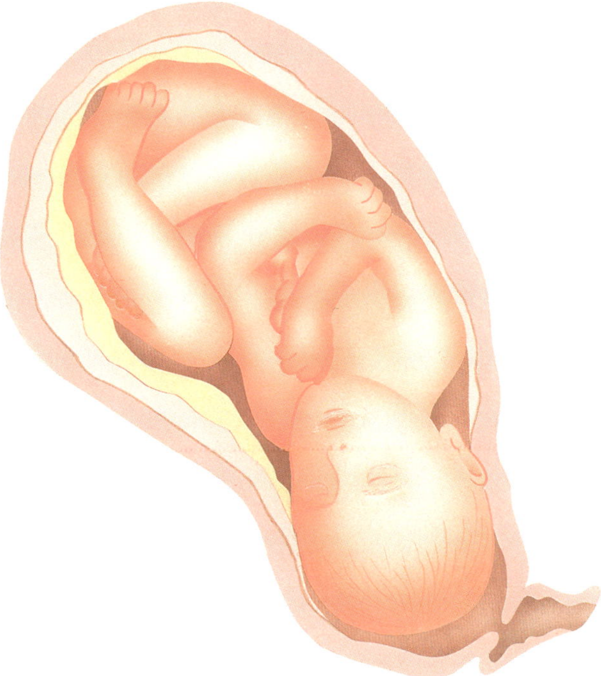

(3) Während die Gebärmutter das Kind stoßweise hinaustreibt, dreht sich das Kind auf seinem Weg durch den Geburtskanal, denn nur so kann es das Becken der Mutter durchqueren.

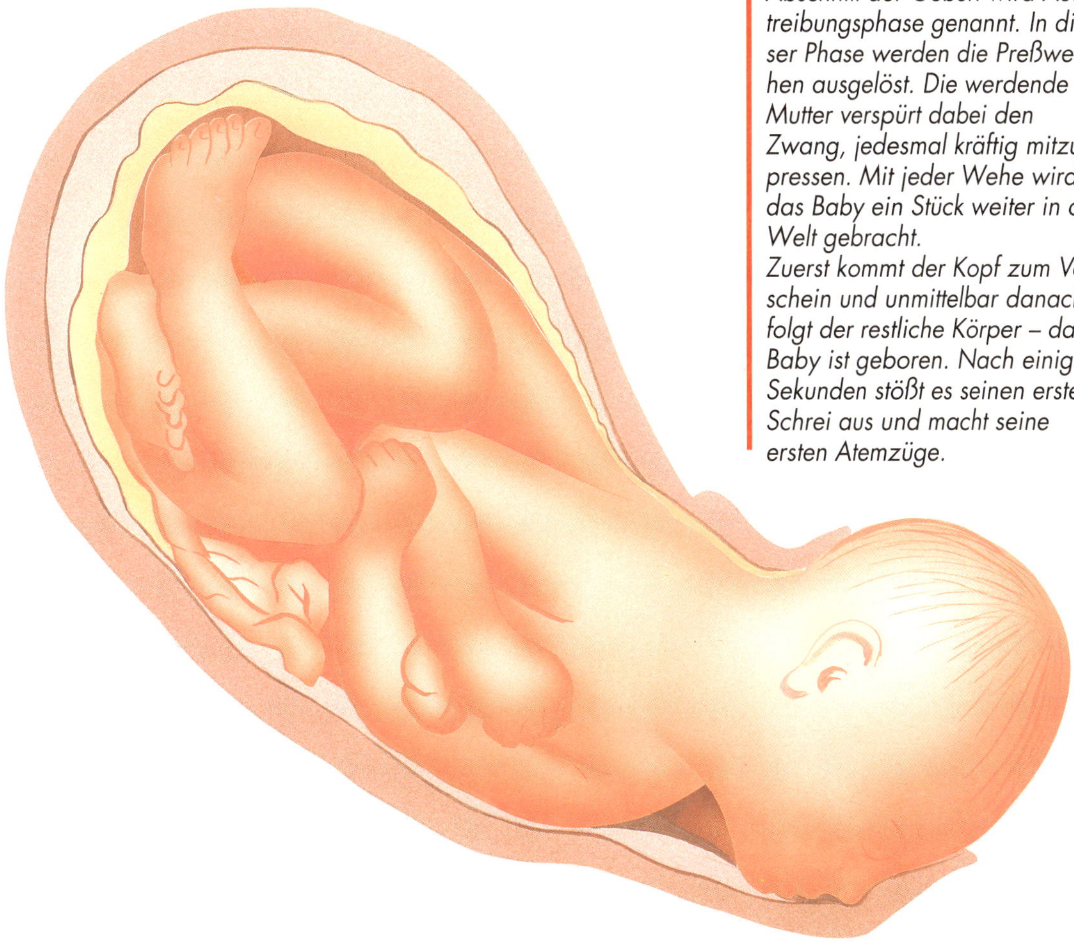

Im ersten Abschnitt der Geburt, der Eröffnungsphase, öffnet sich der Muttermund so weit, bis das Baby mit seinem Kopf hindurchpaßt. Die Eröffnungsphase dauert bei Frauen, die zum ersten Mal ein Baby bekommen, acht bis zwölf Stunden. Bei weiteren Geburten geht es etwas schneller. Der zweite Abschnitt der Geburt wird Austreibungsphase genannt. In dieser Phase werden die Preßwehen ausgelöst. Die werdende Mutter verspürt dabei den Zwang, jedesmal kräftig mitzupressen. Mit jeder Wehe wird das Baby ein Stück weiter in die Welt gebracht.
Zuerst kommt der Kopf zum Vorschein und unmittelbar danach folgt der restliche Körper – das Baby ist geboren. Nach einigen Sekunden stößt es seinen ersten Schrei aus und macht seine ersten Atemzüge.

Mädchen oder Junge

Schon bei der Zeugung ist festgelegt, ob ein Junge oder ein Mädchen entstehen wird. Die Körperzellen enthalten normalerweise 46 Chromosomen, auf denen die Erbanlagen sitzen. Ei- und Samenzelle enthalten nur 23 Chromosomen, durch Verschmelzung werden beide Hälften zu einem kompletten Chromosomensatz zusammengefügt. Die Eizelle enthält immer ein X-Chromosom, die Samenzellen entweder ein Y- oder X-Chromosom. Befruchtet nun eine Samenzelle mit einem X-Chromosom die Eizelle, entwickelt sich ein Mädchen, treffen ein Y- und ein X-Chromosom aufeinander, entsteht ein Junge.

Ungefähr vierzig Tage nach der Befruchtung setzt die Entwicklung zum Mädchen oder Jungen ein. Auslöser sind die Sexualhormone, die die Bildung der Geschlechtsorgane steuern. Östrogen ist das wichtigste weibliche, Testosteron das wichtigste männliche Geschlechtshormon. In der Pubertät bewirken sie die typischen Veränderungen bei Buben und Mädchen. Die Geschlechtsorgane reifen, die Achsel- und Schamhaare fangen an zu wachsen. Bei Mädchen entwickeln sich die Brüste, verbreitert sich das Becken und die Regelblutung setzt ein. Bei Jungen sprießt der Bart, es kommt zum Stimmbruch und die Hoden beginnen mit der Samenproduktion.

Den Zeitpunkt, wann die Pubertät beginnt, kann man nicht genau vorhersagen. Er ist individuell unterschiedlich. Im Durchschnitt beginnt die Zeit des Erwachsenwerdens bei Mädchen im Alter von neun bis elf Jahren und bei Jungen mit elf bis 13 Jahren.

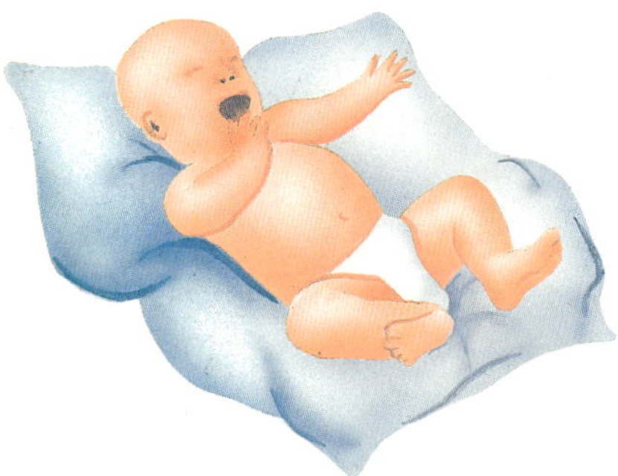

sechs Monate

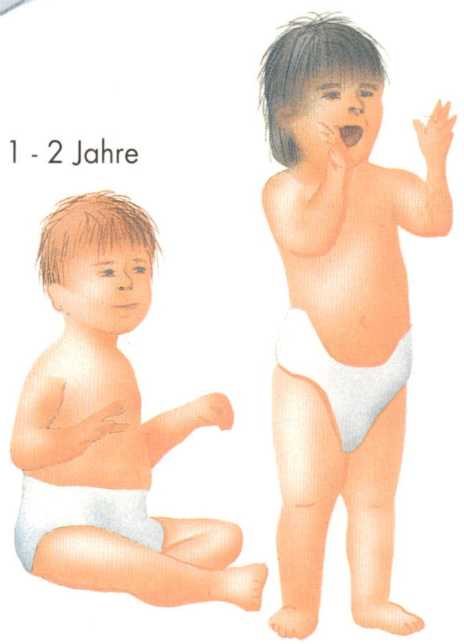

1 - 2 Jahre

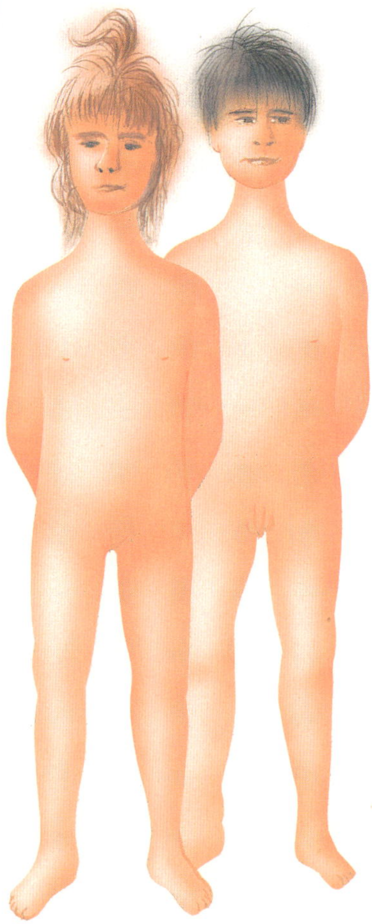

7 - 9 Jahre

Das Erwachsenwerden

In der Pubertät bewirken die Geschlechtshormone die typischen Veränderungen bei Mädchen und Buben. Zu diesen körperlichen Veränderungen kommt noch ein Wachstumsschub dazu. Der Körper wirkt dabei manchmal unproportioniert, weil er nicht überall gleichmäßig wächst. Darüber hinaus ist die Teenagerzeit auch von seelischen Veränderungen gekennzeichnet. Mädchen und Buben können nicht mehr so unbefangen miteinander umgehen. Man tastet sich langsam an das andere Geschlecht heran. Zuerst kommt es zu Schwärmereien, irgendwann dann zur ersten Liebe. Hinzu gesellen sich Stimmungsschwankungen, der Wunsch nach Unabhängigkeit und Eigenständigkeit, das »Sichfinden« und das Streben nach Selbstbewußtsein. Mit etwa 20 Jahren hört der menschliche Körper auf zu wachsen. Auch die seelische Unausgeglichenheit ist überwunden. Nun gründen die meisten Menschen eine Familie. Sie heiraten und bringen selbst Kinder zur Welt.

Die Pubertät wird oft auch als Sturm- und Drangzeit bezeichnet. Kein Wunder, denn sie bringt viele seelische und körperliche Veränderungen mit sich. Aber wann diese Veränderungen auftreten, ist individuell sehr verschieden. Es gibt dafür keinen starren Zeitplan.

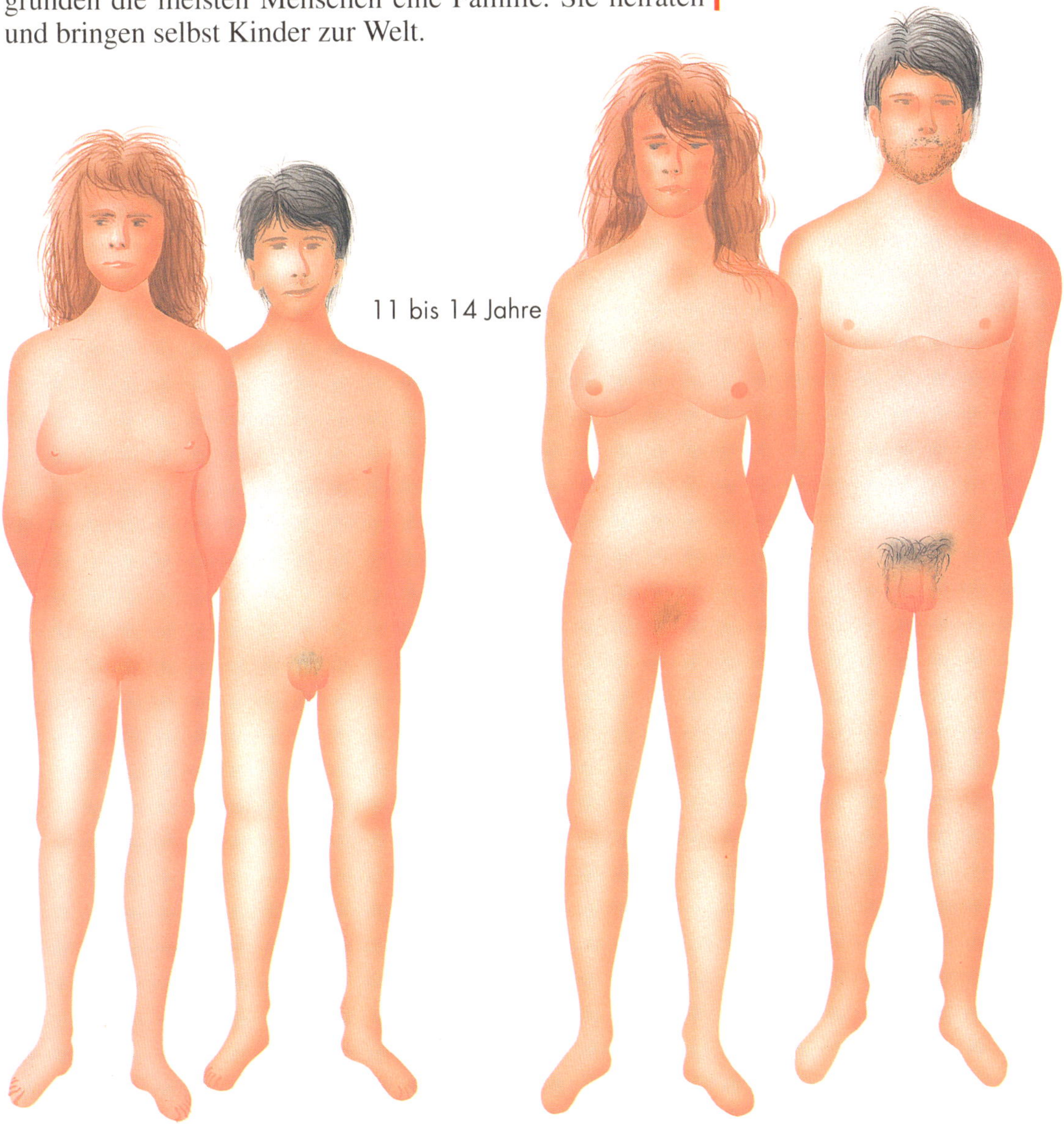

17 bis 20 Jahre

11 bis 14 Jahre

Glossar

Achillessehne: Kräftige Sehne, die vom dreiköpfigen Wadenmuskel zum Fersenbein verläuft.

Adrenalin: Ein Hormon, das im Nebennierenmark gebildet wird.

Akkomodation: Anpassung des Auges auf bestimmte Sehentfernungen. Beim Sehen in die Ferne (Fernakkomodation) ist die Linse abgeflacht. Beim Sehen in die Nähe (Nahakkomodation) ist die Linse stärker gewölbt. Die Akkomodationsfähigkeit nimmt im Alter ab, weil die Elastizität der Linse nachläßt.

Aminosäure: Baustein der Eiweiße (Proteine). Pflanzen bauen alle Aminosäuren selbst auf. Mensch und Tier können bestimmte Aminosäuren nicht selbst bilden. Da sie aber lebensnotwendig sind, müssen diese mit der Nahrung zugeführt werden. Sie werden essentielle Aminosäuren genannt.

Antigen: Fremdstoff, auf den der Körper mit einer Immunreaktion reagiert.

Antikörper: Abwehrstoffe gegen Fremdstoffe (Antigene), die in den Körper eingedrungen sind, wie zum Beispiel Bakterien oder Viren.

Aorta: Hauptschlagader des Körpers.

Arterie: Blutgefäß, das das Blut vom Herzen wegbefördert; wird auch Schlagader genannt.

Axon: Fortsatz der Nervenzelle, der die Erregung von der Nervenzelle weg leitet.

Ballaststoffe: Bestandteile in unserer Nahrung, die unverdaulich aber nicht nutzlos sind, wie zum Beispiel Zellulose. Sie fördern die Darmbewegungen und beugen Verstopfungen vor.

Befruchtung: Verschmelzung von Samenzelle und Eizelle.

Bindegewebe: Gewebe, das die Organe umgibt und innerhalb der Organe die verschiedenen Gewebe mit einander verbindet. Außerdem spielt es bei der Abwehr von Krankheitserregern, Fremdkörpern und bei der Wundheilung eine Rolle.

Blutbank: Einrichtung, in der Blutkonserven für Bluttransfusionen aufbewahrt und abgerufen werden können.

Bluttransfusion: Übertragung von Spenderblut mit passender Blutgruppe auf einen Empfänger, z.B. bei Blutverlusten nach einem Unfall.

Chromosomen: Träger der erblichen Informationen, die sich im Zellkern befinden und aus Desoxyribonukleinsäure bestehen. In jeder Zelle befinden sich 46 Chromosomen. Nur die Ei- und Samenzellen enthalten bloß 23 Chromosomen.

Diastole: Erschlaffungsphase des Herzens, ein Teil des Herzzyklus bei dem sich der Herzmuskel entspannt und die Vorhöfe mit Blut füllen.

Dendrit: Nervenzellfortsatz, der einen Reiz zum Nervenzellkörper hinleitet.

Drüsen: Organe, die ein Sekret bilden und absondern. Hormondrüsen werden endokrine

Drüsen genannt, weil sie keinen Ausführungsgang besitzen und ihr Sekret direkt an das Blut abgeben. Exokrin heißen diejenigen Drüsen, die ihr Sekret über einen Ausführungsgang an eine äußere oder innere Körperoberfläche abgeben, so zum Beispiel die Speicheldrüsen.

Embryo: Bezeichnung für das werdende Kind in der Gebärmutter in der Zeit, in der die Organe angelegt werden. Das sind ersten acht Entwicklungswochen bzw. die ersten drei Schwangerschaftsmonate.

Enzyme: Eiweißkörper, die als Biokatalysatoren den Ablauf von biochemischen Umsetzungen im Stoffwechsel beschleunigen. Sie werden auch Fermente genannt.

Epithelgewebe: Deckgewebe, das die äußere und innere Körperoberfläche bedeckt.

Erythrozyt: Rotes Blutkörperchen.

Fötus: Auch Fetus, Bezeichnung für das werdende Kind ab der neunten Entwicklungswoche.

Ganglien: Anhäufung von Nervenzellen.

Gene: Erbinformationen, die sich auf den Chromosomen befinden.

Glucose: Einfachzucker, der als Endprodukt beim Abbau von Stärke entsteht.

Hohlvene (Vena cava): Die obere Hohlvene bringt das sauerstoffarme Blut aus der oberen Körperhälfte und die untere das Blut aus der unteren Körperhälfte zum Herz.

Hypophyse: Die Hirnanhangdrüse.

Immunsystem: Abwehrsystem unseres Körpers gegen Krankheitserreger.

Kapillaren: Feinste Blutgefäße, auch Haargefäße genannt.

Lymphatisches System: Oberbegriff für Lymphgefäße und den lymphatischen Organen wie Lymphknoten, Milz und Mandeln.

Lymphe: Flüssigkeit des Lymphgefäßsystems.

Milz: Organ zum Abbau der roten Blutkörperchen; stellt auch weiße Blutkörperchen her.

Mitose: Teilung einer Zelle in zwei gleiche Tochterzellen.

Nachtblindheit: Unfähigkeit der Augen sich an die herabgesetzte Beleuchtung abends und nachts anzupassen. Nachtblindheit kann unter anderem durch Vitamin-A-Mangel entstehen.

Motorischer Nerv: Nerv, der Befehle vom Gehirn oder Rückenmark zu den Muskeln befördert.

Neuron: Eine Nervenzelle.

Neurotransmitter: Überträgersubstanz, die an den Nervenzellenden die Erregungsübertragung garantieren.

Peristaltik: Wellenförmige Bewegung der Muskulatur in den Hohlorganen (Speiseröhre, Magen, Darm, Eileiter, Harnleiter), um Substanzen zu durchmischen oder zu befördern.

Resorption: Aufnahme von Stoffen in die Blut- oder Lymphbahnen, z.B. die Nährstoffe unserer Nahrung im Dünndarm.

Sensorischer Nerv: Nerv, der Botschaften von den Sinnesorganen zum Gehirn oder Rückenmark übermittelt.

Systole: Auswurfsphase des Herzens; ist ein Teil des Herzzyklus, bei dem das Blut aus den Kammern zu den Lungen und in den Körper gepumpt wird.

Vene: Blutgefäß, das das Blut zum Herz befördert.

Wachstumshormon (Somatotropin): Wird in der Hypophyse gebildet und ist für das Wachstum der Knochen notwendig.

Verdauung: Aufspaltung der Nahrung in seine Grundbausteine, damit sie vom Körper resorbiert (aufgenommen) werden können.

Zentrales Nervensystem (ZNS): Wird vom Gehirn und Rückenmark gebildet.

Zygote: Die befruchtete Eizelle.

Index